air eras tibetyoga

人生が ときめく! 若返りのチベット体操

チベット体操伝導師
SAYOKO

Clover
クローバー出版

はじめに

この本を手にとってくださり、本当にありがとうございます。

私は今、この本を書くことが楽しくて楽しくて、心がときめいています！


本のタイトルにもありますＡＩＲ ＥＲＡとは、風の時代という意味になります。

皆さん、近年話題となっている「風の時代」がどのような時代かをご存じですか？


２０２０年12月22日から、西洋占星術の世界では、「風の時代」に入ったといわれています。

そもそも、「風」とは何か？

これは、西洋占星術に基づいたもので、四つのエレメント（元素）の中の一つ。

西洋占星術の世界には、火、土、風、水、という四つのエレメント（元素）があり、これらは２００年から２４０年の間でサイクルしています。

風の時代の前は、土の時代でした。

土の時代は約２２０年続きました。この土の時代の特徴は、物質主義の縦社会で、支配の時代。見えるものが大切とされ、お金、学力、肩書き、資格等、努力して積み上げていく時代でした。

それに対して風の時代は、情報、コミュニケーション、知性などがキーワードとして浮かび上がります。さらに今回の風の時代は「水瓶座」で最初に木星と土星のグレートコンジャンクションが起こっていることから、水瓶座の時代とも言われ、水瓶座の特徴の一つでもある「自由」を求める時代へ。

外の世界に自由さを求めるのではなく、自由に自分を生きるということ。

風の時代は自分を知り、自分軸で生きる時代。

自分軸で生きるとは、「自分がどうしたいのか、どう在りたいのか」を、外の世界に問うのではなく、内観し、自分と語らい、そして正直な気持ちで行動するということ。

フランスを中心とした欧米諸国は、地政学的に多民族が入り交じっている影響から、「自分軸」で生きる方が多いのが特徴。たとえば、洋服の試着をすると店員さんから

「あなたにそれは合わない！」とハッキリ言われますし、一方で、たとえ批判的に言われたとしても、「いいの！　私はこれが気に入ったから、これにするわ！」と自分の意思をしっかり持ち、揺らぎにくい人が多い。私自身、フランスを訪れた時デパートの店員さんに「あなたにはそれはあまり似合わないわ」とハッキリと言われました。

もちろん、地域によっての差はありますが、フランス以外の国でも日本よりは他から何を言われようと揺らがない、「自分軸」で生きている人が断然多い。

一方日本は、島国であることも影響していて、「人の目」、「人の意見」を気にして、他人の評価に価値を置く「他人軸」で生きている人が多く、自分の意思を伝えること、貫ける人が少ない。

世界基準で見た日本人は自己肯定感が低い人が多く、「幸福感が低い国」とも言われてしまっています。

でも、そんな日本人にもチャンスがやってきました！

そう！　まさに風の時代が私たちにとってのチャンス！

風の時代は、嘘や体裁を繕うことができない時代で、隠していたことがどうやっても世に出てしまうため、自分に正直に生きざるを得ない星の流れになっています。ですから今まで「他人軸」で生きていた人も、嫌でも「自分軸」にシフトせざるを得ない時代へ。

風の時代なら、日本国民の自己肯定感、幸福感が上がるかもしれません！　皆さん、もう一度言います！　チャンスです！

ここで、スムーズに「他人軸」から「自分軸」へと変換していくためのお手伝いができる、お勧めのものがあります！

それは、「tibetyoga ＝チベット体操」！

チベット体操は、深い呼吸と共に、自分の深い部分と繋がり、マインドフルネスになり、「本当の自分」と出逢うことができます。チベット体操は毎日行うもので、静かな呼吸と共に自分を内観することができます。

チベット体操の呼吸は、腹式呼吸。

実は、これがとても大切。

赤ん坊や子どもの頃は腹式呼吸だったのに、ストレスや心が傷ついたりすることによって私たちはいつの間にか、胸式呼吸へと変わってしまっています。それを、チベット体操を行うことによって腹式呼吸へと戻していきます。

すると、健康になるだけではなく、浮つかず、傷つきにくくなり、本当の自分が何にワクワクするのかを思い出せるように。

「息」という字は自らの心と書きます。

息によって、その人の人生、その人の「今」が分かるといいます。

心配性、あがり症の人は呼吸が浅い方が多く、肝がすわって落ち着いている方は呼吸が深い方が多い。

深く呼吸ができている方は、自分のやりたいことを次々に実現されている方が多いです。

皆さん、今、深呼吸をしてみましょう。鼻から吸って～、口から吐いて～。

深く吸えましたか？

吸えなかった……という方も大丈夫！

毎日、チベット体操を行うことによって呼吸が腹式呼吸へと変化していき、「自ら」の「心」を整え、本来の自分を思い出し、自分が、今、本当にしたいことを思い出して行動できるように。

そして、風の時代は「見えるもの」から「見えないもの」にベクトルが向きます。

そのため、より感覚的であることが大切に。

チベット体操を行うと、マインドフルネスになり「考える」よりも「閃き力」や「アンテナ」が強くなるので、より感覚的に生きられるようになります。


最後にもう一度言います。日本の皆さんチャンスです！

チベット体操で、風の時代を自由に自分軸で楽しく生きましょう！　チベット体操を継続していくと、自分を好きになり、自分軸で生きられるようになり、人生の扉が開いていきます。今まで人生にときめくことができなかったとしても、風の時代は人生の扉が開く時、誰でも人生にときめくことができます。

皆様が、チベット体操で益々、人生にときめいていけますように。心よりお祈り申し上げます。


この地球に生まれてきてくださって、今、ここで出逢ってくださってありがとうございます。

Contents

Chapter 3 チベット体操で人生をときめかせる！

人生がときめく若返りの体操の効果

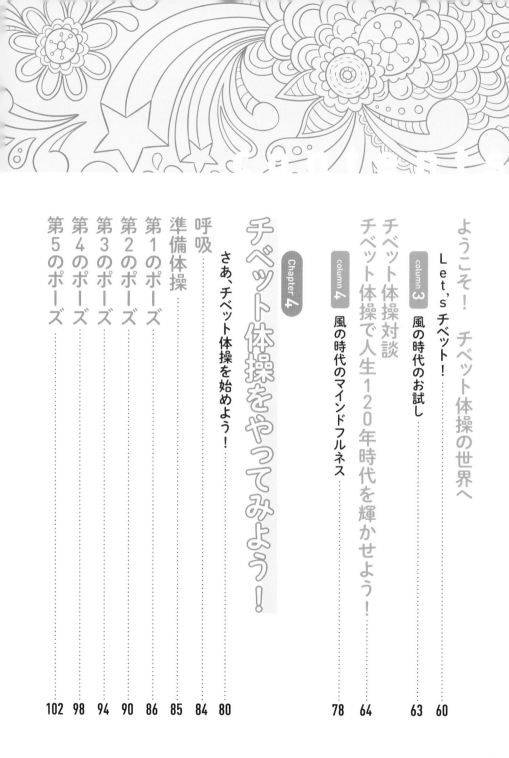

contents

装丁･本文デザイン　野口佳大

校正　伊能朋子

編集　坂本京子
阿部由紀子

Stuff Hairmake　Yuko Fujihara
STUDIO KUMU
Mr.Kumu

Nail　ethicalnail

Hairdesign　SERIO MOTOYAMA
Kazuhiro Haruyama

Photographer　Yuki Ishikawa
STUDIO KUMU
Mr.kumu

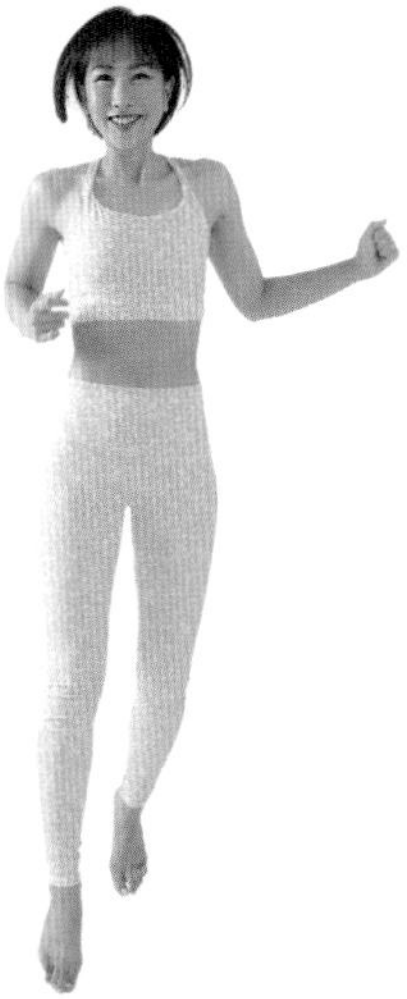

Chapter 1

日本人も活躍できる？風の時代

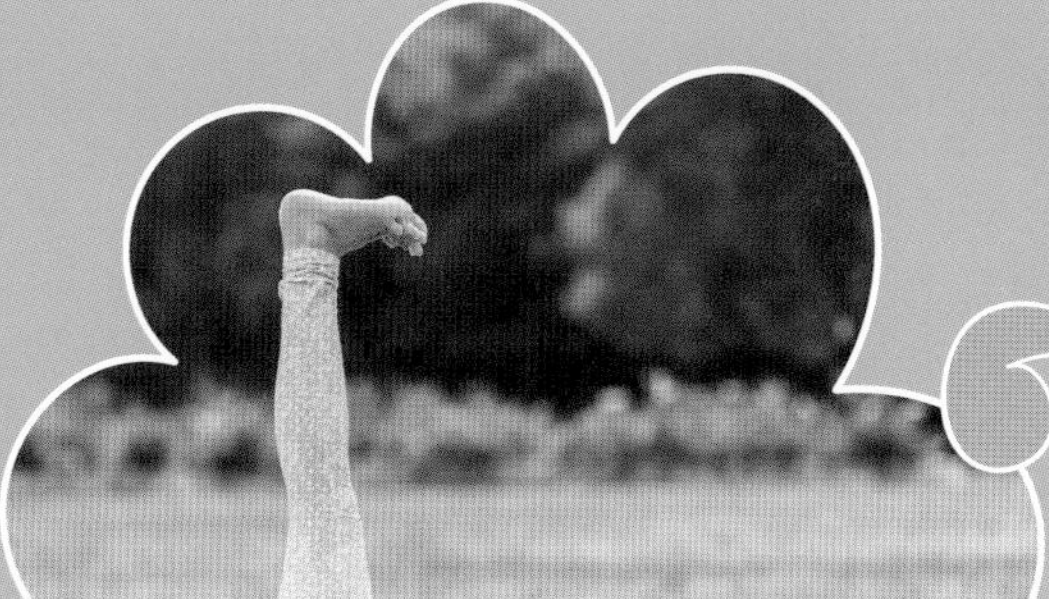

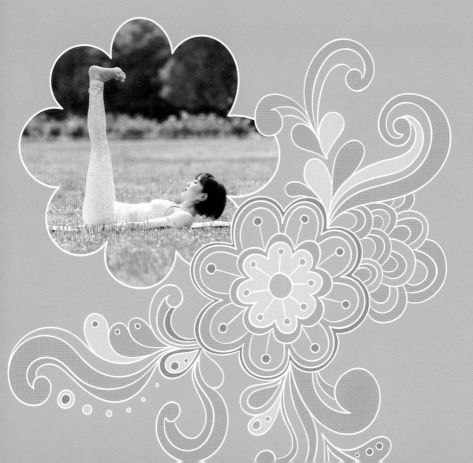

さあ、風の時代を楽しもう

AIR ERA〜風の時代〜とは？

「はじめに」でも少しお話させていただきましたが、西洋占星術では2020年12月22日より風の時代に入ったといわれています。風の時代に入る前は220年ほど土の時代が続いていました。火、土、風、水、この四つのエレメントがおよそ200年ごとに変わっていきます。

この星の流れにおける時代の変化というのは、私たちにも関係しています。なぜならば、**私たちは地球という星の一部であり、地球はたくさんの星が浮かぶ宇宙の一部**だからです。そのことは、新月や満月の時に月経が来ることが多かったり、満月に子どもが多く誕生したりすることをみれば理解できるのではないでしょうか。

私たちは宇宙の一部だということを踏まえて、この本をお読みいただけたら。

私は、あの美しく無限に広がる宇宙の一部なのだと思うと、何だかちょっとふわふわと嬉しい気持ちになります。

想像してみてください。宇宙に浮かぶ美しい地球を。その星の中に私たちはいて、宇宙と繋がっている。何だか不思議で、でも、地球や宇宙がいつもそばにあると思うと、何でもできそうな気持ちになりませんか？

西洋占星術では、四つのエレメントのサイクルを時代としています。その四つのエレメントにはそれぞれ星座が属しています。

★火　牡羊座、獅子座、射手座
★水　蟹座、蠍座、魚座
★土　牡牛座、乙女座、山羊座
★風　双子座、天秤座、水瓶座

今回始まった風の時代は、「グレートコンジャンクション」が風の星座である水瓶座の位置で初めに起こったことから来ています。「グレートコンジャンクション」とは、木星と土星が20年に一度会合することをいいます。その前は、土の星座である山羊座で初めに起こったので、今までは土の時代といわれていました。

土の時代からのバトンを受け取って風の時代は、ここから２４０年ほど続きます。

さあ、新時代のはじまり、はじまり。

◎土の時代から風の時代へ

土の時代の始まりは今から２２０年ほど前、時代は産業革命などが起きた頃。産業の発展と共に物質社会となり、目に見える資産形成に価値が置かれるように。お金、学歴、肩書き、家柄など、縦に積み上げられることが物をいうのが特徴。簡単にいってしまえば、お金や財産をもっている人が力を持つ時代。そして、縦社会。縦社会の代表格である年功序列などの弊害で、どれだけ才能があっても年齢や経験で判断され、前に出ることが叶わないことも多かった。努力や我慢が美徳とされ、それらを強いられた、まさに支配の時代でした。

……何だか、重々しい。でも、それが土の時代。

私たち人間だけでなく、その影響は地球に住む生きとし生けるすべてのものへ。

産業革命から始まり、それがいき着いたところは大量生産と大量消費の世界。自分たちを満足させるために自然を破壊し、たくさんの生き物を犠牲にしてきた。でも、そんな時代ももう終わり。風の時代へシフトしています！

風の時代は、土の時代が努力、我慢、支配の時代だったのに対して自由や多様性の時代。年齢や性別も関係ない、フレキシブルな世界。アドレスフリーという言葉が出てくるようにもなり、場所にとらわれない生き方をする人もどんどん増えています。

仕事の面でも、土の時代が終身雇用の時代だったのに対して、今はフリーランスやいくつもの仕事をこなすことができる時代。……何だか、軽やか〜。それが風の時代です。

最近、若い子たちは口を揃えて「働きたいと思う会社がない」と言います。支配から解放され、物質主義ではなくなってきていることで、好きなように働く人が増え、プライベートが重視されるように。今、「持つ時代から、持たない時代へ」と変わっていっています。

土の時代になくしてしまったものは取り戻せませんが、今私たちは大切なことに気がつき行動し始めています。きっと、地球に住む、生きとし生けるものが幸せに暮らせる日も近いはず。

風の時代を楽しむために！

風の時代は、多様性に富んだ自由な時代。

エネルギーのスピードが速く、パワフルになるので変化も速くなる。それは、思考や出来事など、個人の変化から世界の変化に至るまで。その変化に対応していくことが、この時代を楽しんでいくためのコツ！　対応していくには、ベクトルを外から内へと変えていくと対応しやすくなります。

たとえば

外に向けられたベクトル

↑人がどんなふうに思うかなど、人の目を気にする
↑他人の行動が気になる
↑他人に合わせ、波風をたてないようにする
↑人と比較する
↑世界情勢に振り回される

内に向けられたベクトル

↓自分が今どうしたいのかで行動する
↓他人の行動を気にしない
↓自分の楽しさや心地よさを追求する
↓人は人、自分には自分の才能（個性）があると思う
↓世界は関係ない。自分がどう生きるか

つまりは内観し（自分自身と向き合う）、自分軸で生きるということ。

これは、決して自己中心的になるということではありません。みんなの心地よく感じるもの、不快に感じるもの、できること、できないこと、考え方、生き方が違うということを理解したうえで、自分の思うように生きるということ。もしかしたら最初のうちは、自分軸の取り方がよく分らなくて、誰かを困らせてしまったり、迷惑をかけたり、嫌われてしまうこともあるかもしれない。

でもね、心配はいらない。あなたが本当の自分を生き始めた時、必要なものはすべて用意される。同じ志を持った仲間にも出逢える。

私たちは、幸せになるために生まれてきました。あなたはあなたを生きて風の時代を楽しむことができます♡

それに、私たちの生きている世界は愛に溢れている♡

今の若い子たちを見ていると、他人に興味がなくて自分の世界を存分に楽しんで表現しているよな～と思います。私たち大人もあとに続きましょう！

新しい時代に対応していくために、もう一つ大切なことがあります。

それは、自分軸で生きていくけれど固くならずにフレキシブルでいるということ。

風の時代はいつどこから風が吹いてくるか分かりません。常にスピードがあって変化していく時代なので、一喜一憂せずに「そう来たか、じゃあどうする？」といったように柔軟に対応していくことで、物事が上手く運ばれていきます。

物事だけでなく、人もスピードよく変化していくので、たとえば5分前に言っていたことと正反対のことを言う人もどんどん増えていくと思います。そんな時は、その人に振り回されることなく自分軸でいたうえで、フレキシブルに対応していくことが大切。そうすることで、その人のことを悪く思うこともなく、それぞれの創りたい世界を創っていくことができます。きっと、皆さん自身でもちょっと前の自分と今の自分では変わってしまったなんてことが起きてくるはず。

風の時代は、人も世界もパワフルで変化のスピードが速い。

自分を知り、人と比較することなく自分軸で生き、起きたことには柔軟に、臨機応変に対処するのが楽しむためのコツです！

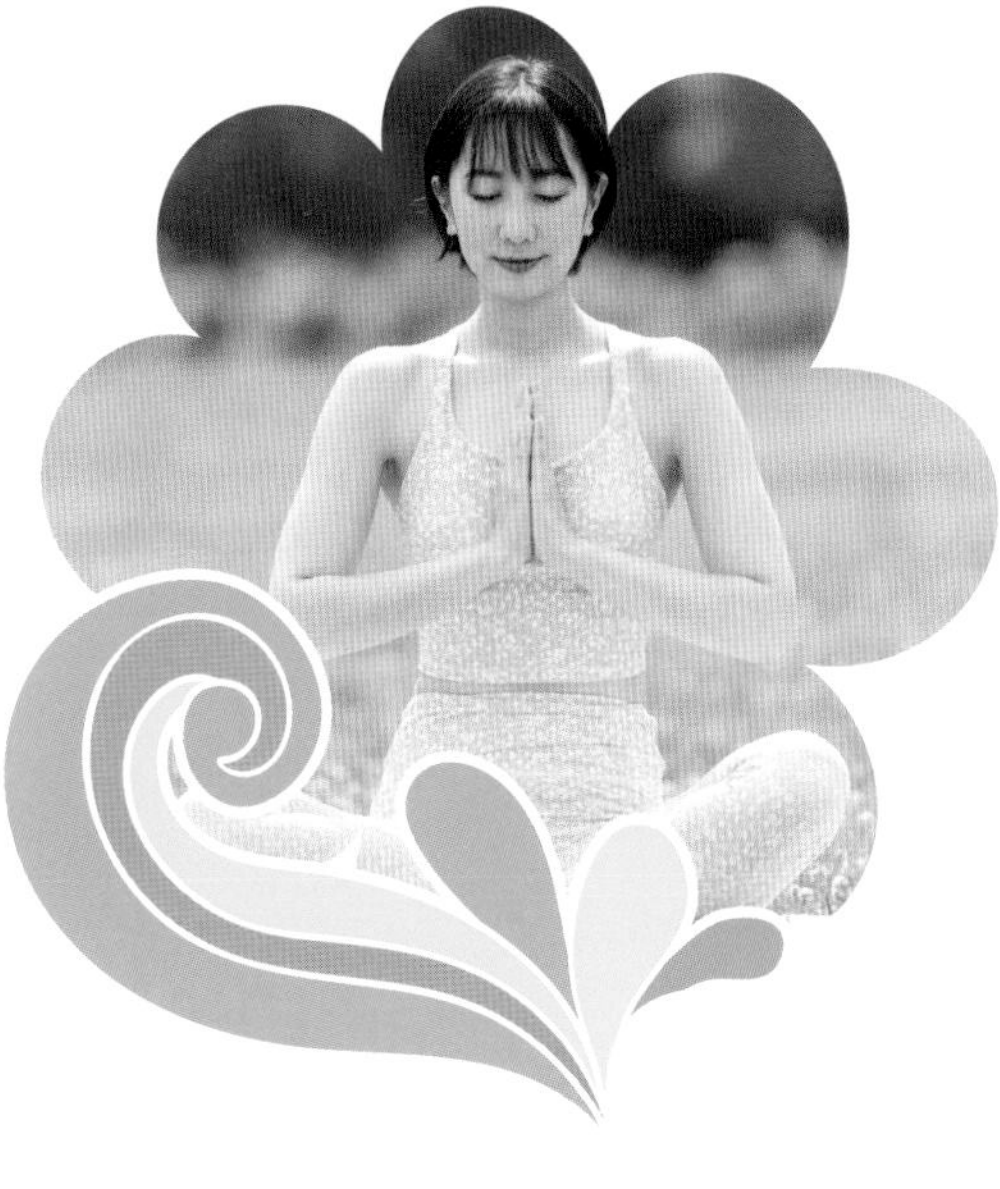

column 1

輝いているから声をかけたくなっちゃう!?

「ねぇ、君、うちの学園祭に来ない?」「えっ? 私、今から夕飯作らないといけないんですけど」「はぁ?」

これは29歳、主婦の私が近所を歩いていて大学生からいきなりナンパされた時のこと。他にも突然、道端で告白されたり……。生徒さんたちからも、体操を始めてからナンパされるようになった! 告白された!……なんてお話をよく聞きます。

というのも、チベット体操を行うとどんどん若返り、エネルギーがキラキラしてくるので輝いて見えるからだと思います。チベット体操をすると心も満たされ、表情も魅力的になる。教室でそんな生徒さんたちの満ち足りた笑顔を見ていると本当に癒やされます。一家に一人、職場に一人、チベット体操をやっている人がいたら癒やしのオアシスができるかもしれませんね。あなたもチベット体操を継続して、声をかけられやすくなるか試してみてくださいね。

Chapter 2

チベット体操ってどんな体操？

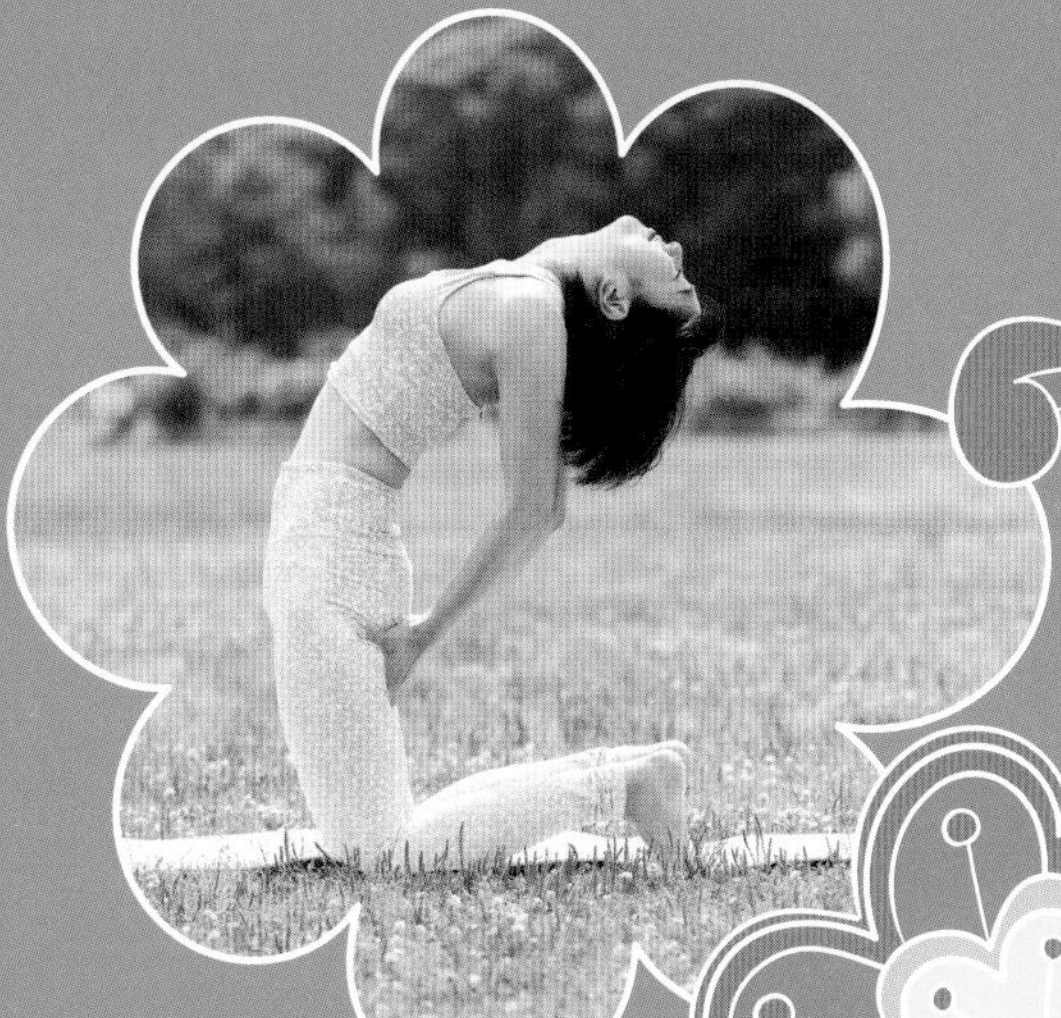

チベット体操の魅力、お伝えします

チベット体操とは

チベット体操のルーツはインドの古代ヨガ。

ヒマラヤに住むラマ僧たちが、古代ヨガから創意工夫をしてつくったとされるチベット体操。ラマ僧たちはチベット体操を瞑想に入りやすくするために行っていたともいわれています。チベット体操は約1100年もの間伝えられ、「若返りの秘儀」とも呼ばれています。

チベット体操は、体操という名前がついていますが、深い腹式呼吸と共に身体をストレッチしていくもので、動きは第1のポーズの回転以外はヨガのポーズに似たものがあります。

たった、5つの簡単なポーズなので80代、90代の人でもできる人はいます。皆さん、始めてから病院へいくとあらゆる数値がよくなっているのでお医者さんに「何かされましたか?」と聞かれるそうです。

元々、「若返りの秘儀」として50代以上の人のためのものと言われているので80代以上の方でも、無理をせずにやっていただければ行うことができます。ただし、無理をしないこと、そして呼吸をしっかりしながら身体を動かすようにしてください。

チベット体操の特徴

チベット体操は元々インドの古代ヨガがルーツと言われていますが、ヨガには様々な種類があるのに対してチベット体操は5つしかポーズがありません。とてもシンプルなのです。そして、ヨガは種類によって呼吸が違うのに対してチベット体操は腹式呼吸のみ。シンプルがゆえに奥が深いとも言われています。チベット体操のポーズには縦の動きしかなく、横の動きのポーズがありません。これは、主要なチャクラが身体の脊髄を中心に縦にあるからだと私は思っています。乱れてしまったチャクラの回転速度を上げ調和させること。それがチベット体操です。そうすることにより、マインドフルネスになり、思考も身体もクリアで軽やかになり若返ることができます。そして、最大の特徴は毎日行うことにあると思います。「え、毎日……」と思われたそこのあなた！　きっと、続きますよ。なぜならナマケモノの方のほうが続くから（笑）。

毎日お風呂に入らないとしても、毎日ご飯を食べますよね？　毎日トイレへいきますよね？　お掃除していないと埃がたまりませんか？　ゴミ箱のゴミを捨てないとあふれませんか？

思考やエネルギーや身体も同じ。整えてあげないと色々と溜まっていってしまいます。チベット体操は毎日行うので、毎日自分の思考やエネルギーや身体を整えてあげることができます。毎日行うので、自分でその変化にも気づくこともできます。だから、チベット体操を行っている方々は清々しく、軽やかな方が多い！

「わたしナマケモノじゃないから続かないかも……」と思われたあなたも大丈夫！　超ナマケモノの私の本に興味を持ってくださったのですから♡トライしてみましょう！

チベット体操の効果

チベット体操は深い腹式呼吸と共に身体をストレッチさせていきます。その時に小さなチャクラはもちろん、主要な7つの大きなチャクラを整え活性化させていくことができるので、心身の健康と若返りを促してくれます。

そして、チベット体操自体が「動く瞑想」のようなものなので、終わってからだけではなく行っている最中からマインドフルネスになり、心が穏やかになり、身体がリラックスしていきます。この、副交感神経を優位にさせてくれることも心身の健康へと繋がっています。

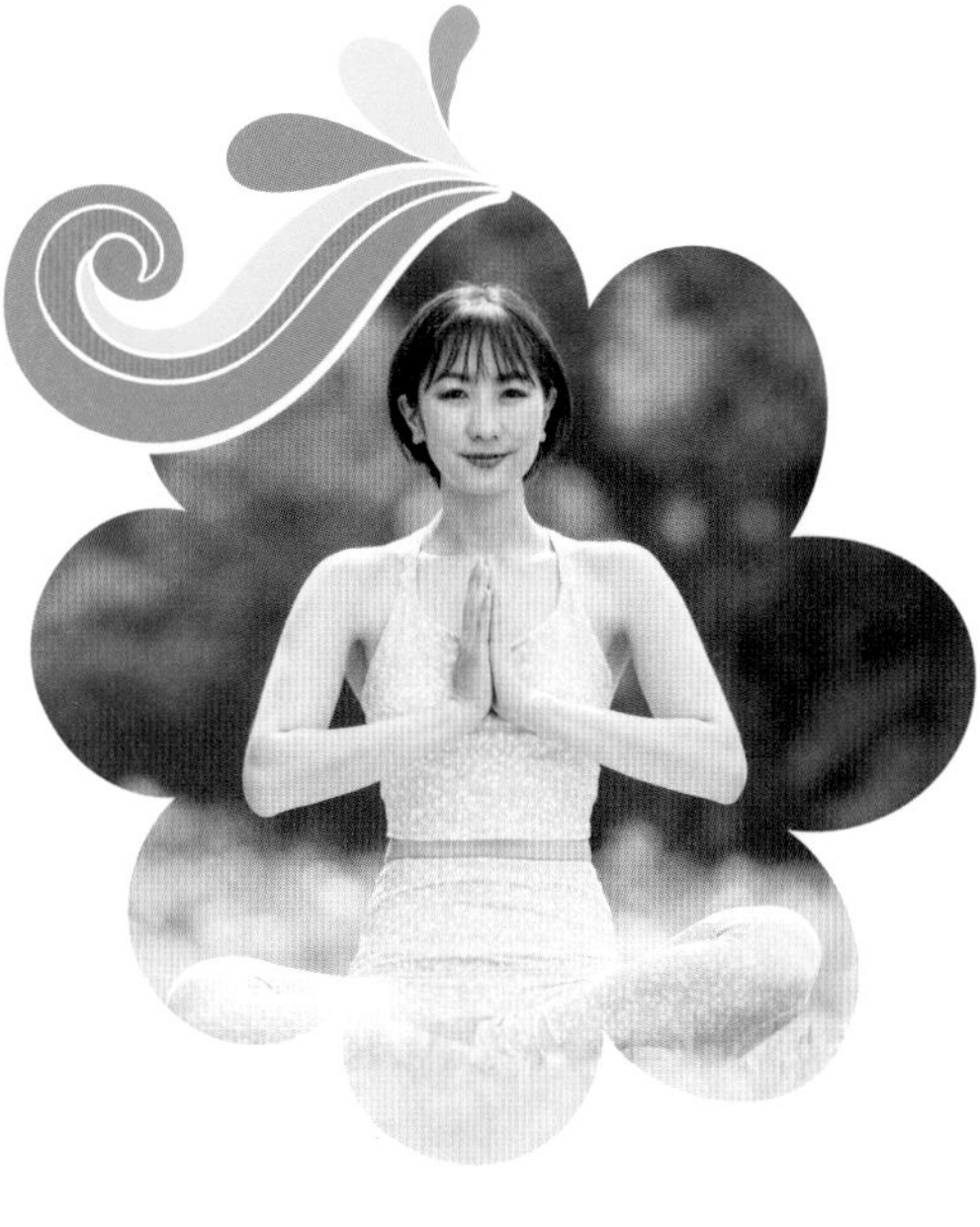

column 2

最期の時まで
チベット体操をやりたい

「ママ、今から行くよ」

長女が生まれる時のこと、この声と共に陣痛が始まりました。私は陣痛の合間をぬって、チベット体操をしました。

陣痛の最中にチベット体操??　いえいえ、チベット体操をした方が流れがよくなると思ったからやったのです。実際、そのおかげで、とても安産でした。さらに、生まれた後も体操を続けていると、6カ月で体型を元に戻すことができました。そう、私にとってチベット体操は一生続けたいものです。

「亡くなるその日でさえやりたい」と思っています。

あれ?……でも、体操をしたら元気に生き返ってしまうかも知れませんね(笑)。91になる祖母もやっているので、いつの日が、親子四代でできる日を楽しみに続けて行こうと思っています。

Chapter 3

チベット体操で人生をときめかせる!

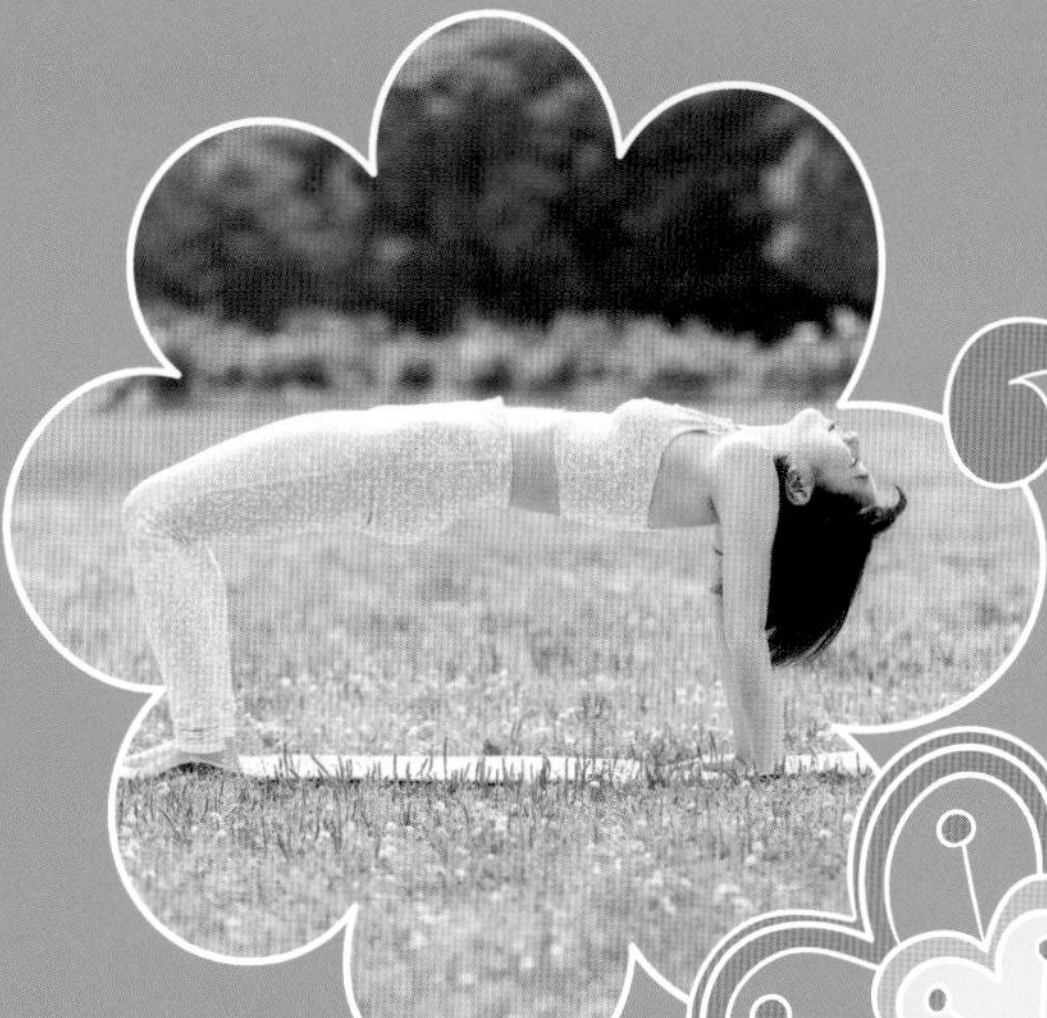

AIR ERA
Tibetan Exercise

人生がときめく若返りの体操の効果

ときめきその1

チベット体操のときめきポイント11

10〜20歳若返る！　奇跡の体操

チベット体操を毎日続けていくと、毎日、身体の臓器だけではなく、細胞レベルから若返らせていくことができます。

それは、身体の中にあるエネルギーセンター（チャクラ）を活性化させるから。

身体の中には無数のチャクラがありますが、大きく主要なチャクラは背骨にそって、身体の中心に7つあります。

そのチャクラを、深い腹式呼吸と共に身体を動かしていくことによって整えていきます。

チャクラは元々、若い頃は高速で回転していますが、年齢と共に乱れることもあり、またゆっくりとした回転になっていきます。子どもの動きがとても速いのに対して、お年寄りの動きはゆっくりですよね。それは、子どものチャクラが高速で回転しているのに対して、お年寄りのチャクラの回転がゆっくりだから。チャクラの回転が大きく乱れたところが、病気になったりします。

チベット体操はそのチャクラの回転を整え、活性化させるので、元気になり、「身体と心」を若返らせてくれるのです。

チャクラの回転が整うと、見た目もその分若返り、心も行動もエネルギッシュになります。

体操を続けていらっしゃる方は、皆さん元気！

80代の方も合宿にいらして、皆さんと同じメニューをこなされます。その方を見ていると、年を重ねていくことがとても楽しみになります。

風エッセンス

風の時代はスピードが速く、物事が進むのも速い！　と言われています。それには、スピーディーに動ける身体と心が必要！　チベット体操でチャクラを活性化させて、元気にスピーディーにいきましょう♡

ときめき
その2

ツルツル、透明感溢れる美肌に！

年を重ねても、美肌でいたいですよね！

ときめきその1にもあったように、チベット体操を続けていくと若返っていきます。

チャクラ（エネルギーセンター）や臓器が整うことで、お肌も美しくなる。

大人になると基礎代謝が下がり、身体の中に溜まっていたものを排出する機能が弱まっていくので、お肌の透明感もなくなっていきます。

ですが、チベット体操を続けていくと筋肉量も増え、代謝も上がるのでデトックス機能も高まり、身体の中に溜まっていたものを外へと排出してくれるようになります。

便秘知らずになり、トイレにいく回数も増える方が多い。

そのおかげでお肌も透明感が出て、ツルツルピカピカの美肌に。

私は現在アラフォーですが、撮影や表へ立つ仕事の時以外はノーファンデ。

生徒さんも皆さん、美肌で10歳以上はお若く見えます。

そして子どもの肌がきれいなのは、臓器がきれいなことも理由の一つですが、子どものエネルギーの高さもその理由の一つ。

エネルギーの高い場所が、パワースポットとなるように、人もエネルギー体。

エネルギーが整い、高くなれば、自然とお肌もきれいに。

エネルギーは身体、心の状態にも左右されるのでチベット体操を毎日行って心身共にデトックスしてエネルギーを高めましょう！

風のエッセンス

風の時代はキラキラしたエネルギーの時代。
お肌も、エネルギーもキラキラになれたなら、風の時代に輝けること間違いなし。
人生120年時代、輝き続けましょう♡

ときめき その3

イライラしにくくなる

「私は、普段からイライラとは無縁だわ」という方はともかく、普通に生きていると大人の私たちは、仕事、家事、育児、介護などに追われ、イライラすることが多いと思います。

ところが!! チベット体操を行うと、そのイライラが減る!

それはチベット体操を行うことにより、脳内ホルモンのセロトニンが活性化されることが大きな要因です。セロトニンはうつ病の薬に入っている成分にもとてもよく似ていて、その成分は気持ちを前向きにして、心の活力を与えてくれる。

セロトニンはまたの名を「幸せホルモン」とも言い、そのおかげで、小さなことでも、感謝できるようになり、チベット体操を続けている方は幸せそうな方が多い。

ですから初めて教室に来られた方は、皆さん口を揃えて「先輩の皆さんが、穏やかでとてもリラックスできました」とおっしゃいます。

「嘘だ〜！」と思われた方、本当ですよ〜。

私の母も「瞬間湯沸かし器」と言われるほどの、とても激しい性格でしたが、今はとても穏やかになりました。高校生の頃、兄と「ママがチベット体操に出逢ってくれて本当に良かったよね」と話したことを今でも覚えています。

私の親友も体操を始めるまで、会うたびに旦那さんの悪口を言っていたのですが、体操を始めて数ヵ月した時、その悪口がぴたりとやみました。

今では、旦那さんととても仲良くなって、三人目を出産したばかり。

それほどに、セロトニンの効果は凄いのです。あとは、毎日、体操と共に深呼吸をするので心に溜まったものをその日のうちにお掃除することができるのも、イライラしにくくなる要因の一つ。

風のエッセンス

イライラの感情は、重いエネルギーです。

風の時代のエネルギーは軽やかであるほうが、生きやすい。

毎日のチベット体操でイライラを手放して、軽やかに生きましょう♡

ときめき
その4

熟睡できるようになる

ときめきその3に出てきた、脳内ホルモンのセロトニンは日中の間に活躍する成分で、夜になるとメラトニンという脳内ホルモンへとバトンタッチします。このメラトニンというホルモンは、別名「睡眠ホルモン」とも言われていて、このホルモンが私たちを深い眠りへと導いてくれます。

メラトニンは、副交感神経を優位にさせてくれるので、リラックスすることができ眠りにつきやすくしてくれます。メラトニンは、セロトニンが出た分だけ出ると言われているので、熟睡したいのなら、日中にしっかりとセロトニンを出しておく必要があります。

セロトニンはリズム運動や日光浴、深い腹式呼吸などで活性化できると言われているので、日中にチベット体操を行えばバッチリ、セロトニンが出て、メラトニンにバトンタッチして熟睡できるようになるはず。

実際、チベット体操を始めた方々から、熟睡できるようになったという話をよく聞きます。熟睡できるようになると成長ホルモンが出やすくなるので、そのおかげの若返り効果もある。

熟睡ができて、若返るなんて最高じゃないですか?

寝つきが悪い方、ドラえもんに出てくるのび太のようになる日も近い! 私自身、家族や友人に寝つきの良さからのび太と言われています（笑）。

風のエッセンス

風の時代は「寝ている間にも、活動する人が増えている」と言われています。夢の中だったら、現実ではできないような活動もできそうですよね！　深い眠りについて、寝ている間にも夢に向かって活動しちゃいましょう♡

ときめき その5

自分史上、BEST美BODYに！

そもそも、私が20年前に体操を始めたきっかけは、中年太りをしていた母が痩せてスタイル抜群になったから。始めた頃は17歳で部活も忙しかったので、あまり真面目にやらずそれほどの効果は感じられませんでしたが、その時、一緒に始めた友達は真面目にやって10キロ以上痩せて、めちゃめちゃ可愛くなっていました。それを見ても真面目にやらないのが超ナマケモノの私らしいですが（笑）。

チベット体操を行うとなぜ痩せるのか？
たった5つのポーズのみなのに、なぜ10キロ、20キロ痩せてしまうのか？
それは、深い呼吸とゆっくりとした動きに関係しています。

チベット体操は腹式呼吸と共に、ゆっくりと身体を動かしていきます。その動きは動く瞑想とも言われています。なので、終わったあとは思考がマインドフルネスになっています。マインドフルネスになるということは、思考がクリアになり自分の深い所と繋がれる、ということ。

実は、このことがとても大切なのです。私たち現代人は、自分の身体が本当に求めているものを分かっていない。それに加えてストレスからの暴飲暴食により自分の身体の「声」が埋もれてしまっています。

チベット体操を続けていくと、セロトニンによりストレスが軽減され、暴飲暴食がなくなり、その「声」をもう一度聞けるようになるので無理なく痩せていく方が多いのです。ストレスなく、食べたいものが変わっていくので楽痩せ！

私も母も、10年ほど続けた時に急に牛肉アレルギーになり食べられなくなりました。ですが、食べたいとも思わないのでノーストレス。

「え、牛肉食べられなくなるの？　嫌だ〜」という方、大丈夫ですよ。

それぞれの「心」と「身体」が求めている物のみを欲するようになるので、それぞれ違います。

食べたいものが変わって、アトピー性皮膚炎が治ったという方もいました。

チベット体操は、痩せるだけではありません。インナーマッスルもつくので痩せすぎだった人は均一のとれたきれいな身体になります。

だから、「自分史上ＢＥＳＴ美ＢＯＤＹ」！

BEST美BODYポイント♡

1

マインドフルネスになることによって、自分の身体が本当に求めているものが分かるようになり、暴飲暴食をしなくなる。

2

深い睡眠と空腹時が作りやすくなるので、成長ホルモンが出やすくなる。そのおかげで代謝が上がり、痩せやすくなる。

3

加圧とも似た動き方でインナーマッスルがつくので、若々しく、均一のとれた美しい身体になる。

4

姿勢がよくなり、セロトニンによって抗重力筋がつくので顔も身体もリフトアップ。

何歳からでも遅くありません。
69歳から始めた方も、10キロ痩せて美しく若々しくなられています。
皆で、チベット体操をして日本の健康美寿命を伸ばしませんか？

風のエッセンス

風の時代は心身ともに軽やかであるほうが風に乗りやすいので、チベット体操で身体も整えて楽しく軽やかに風に乗りましょう♡

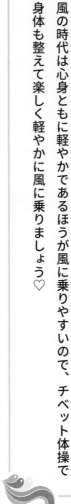

ときめきその6

嫌いな人がいなくなる

皆さん、嫌いな人っていますか？

私は、ありがたいことにいません。この人、ちょっと面倒だな……と思う時はありますが、嫌いではありません。

そもそも、嫌いな人はなぜできるか？

これは、自分がやってはいけない、言ってはいけない、と思っていることをやっている人たちに対して思うことが多いと言われています。

だから、もしかしたら真面目な方ほど多いかもしれません。

私は、真面目ではないのでいないのかも（笑）。

あとは、自分の世界は鏡だと言われているので、自分のことがあまり好きではないと、自分の世界に登場する人物に対してもそのような感情を抱くということもあると思います。

でもそれも、チベット体操を続けていくことで変わっていきます。

ときめきその3でもあったように、「幸せホルモン」のセロトニンが出て、気持ちもhappyだし、自分の中に溜まっていたものをお掃除していくから、心も軽やかになって、自分に対しての感情も変わる。自分らしさを取り戻し、我慢しなくなるから、人に対しても、「あんなことして……、あんなこと言って……」とも思わなくなる。

実際、生徒さんでも、教室に来た初めの頃は「あの人、デリカシーがなくてあまり好きじゃない」なんて言っていた方も、チベット体操を続けているうちにその方とすっかり仲良くなったり、職場で大嫌いな人がいた方も最後には「あの人も辛いのかもしれません」とその人への見方が変わったりなんてこともありました。

皆さん、ご自身のことも好きになり、大切に扱うようになっていくので、自分の世界に登場する人物のことも好きになっていくのだと思います。

嫌いな人がいなくなるって、とっても、幸せなこと。チベット体操を続けていくと、「人生にときめくようになる」ので好きな人が増えます。

好きな人が増えると、より人生がときめく。

幸せな循環だと思いませんか？

風のエッセンス

風の時代は、水瓶座の時代。水瓶座は博愛精神色が強いので、嫌いな人がいないほうが時代に乗りやすく、楽しむことができます！　チベット体操を続けて、好きな人を増やして、人生をときめかせましょう♡

ときめき その7

ずっとできなかった恋人ができた！　イチゴとバナナの物語

不思議なもので「恋人がほしい」と思っている時は素敵な人が現れないことが多くないですか？

それは、自分自身がずっと「欲しい」という欲のエネルギーを発しているから。そのエネルギーを発信している限り、恋人を見つけることは難しいかもしれません。

それよりも、好きなことをしたり、好きなものを食べたりして、ｈａｐｐｙに過ごしている時のほうが断然見つけやすい。

婚活の講座を行っていた時に、そのようにアドバイスをさせていただいていました。しかし、その時に多かったのが「自分の好きなものが分からない」という意見。自分の好きなものが分からないのに、人を好きになるということは至難の業。

まずは、「自分らしく」生きることが恋人探しへの近道。自分らしくが分からなくても、大丈夫。チベット体操を続けていくと、知らない間に自分の好きなものを見つけることができたり、本来の自分らしさへとたどり着くことができます。

それは、毎日の深い呼吸とゆっくりとした動きで、心と身体が解放され、静かな時の中で、知らない間に「本当の自分と繋がり向き合う」から。忙しく生きている現代人にとって、自分と向き合う時間は自ら作ろうとしなければ、ゼロに等しい。

私たちは、人の言葉に翻弄され、忙しく（心を亡くして）生きているのです。

チベット体操を毎日行うことで、「今」の自分の状態がとても分かるようになります。

自分の状態、本当の自分の生きたい生き方が分かるようになり、むしろ、自分らしくしか生きられなくなります。

なぜ、自分らしく生きることが大切なのか、それは、たとえば、あなたと運命の人が生まれてくる前に「私はイチゴで生まれてくるわね」、「僕はバナナで生まれてくるね」と約束していたのに、あなたが自分がイチゴだったことを忘れて桃として生きていたら、運命の相手のバナナはあなたのことを見つけることができないからです。

これは、恋人探しに限ったことではありません。

イチゴはイチゴとして、桃は桃として、バナナはバナナとして、大切な人生が待っている。

自分らしさを思い出し、自分の大切な人生を謳歌しましょう。

風のエッセンス

風の時代は、星の流れ的に、「嘘」が表へと出されていく時代です。

だから、本当の自分とは違う生き方をしていた場合は、本当の自分の人生へたどり着けるように、様々なことが起きてきます。

できることなら、大変なことは避けたいですよね。大丈夫です。チベット体操で、本来の自分らしさを取り戻せるので、チベット体操を行って安心して風の時代の風に乗りましょう♡

ときめき その8

シンクロニシティが起きやすくなった！

皆さん、シンクロニシティをご存じですか？

シンクロニシティとは、スイスの分析心理学の創始者カール・グスタフ・ユングが1952年に発表した理論で、因果関係のない2つの出来事が、偶然とは思えない形で同時に起こることを言います。例として、しばらく会っていない友人のことを考えていたら、街でばったりその友人に会ったなど、偶然にしては不思議なことが起きた時のことを言うようです。

なぜチベット体操を行うとシンクロニシティが起きやすくなるのか？

そもそも、シンクロニシティはどのような時に起きやすいのか？　シンクロニシティが起きやすい人はどんな人なのか？

シンクロニシティが起きる時というのは、「今の感じで進めば大丈夫だよ」と宇宙が合図を出してくれている時だとスピリチュアル界では言われていて、シンクロニシティが起きにくく流れがよくない時は、「今じゃないよ」とタイミングを教えてくれていると言われています。

私が感じるシンクロニシティが起きやすい時は、幸せを感じた時や、感謝をして心がふわっと軽くなって、思考も心もエネルギーも軽やかな時。反対に、シンクロニシティが起きにくく、流れが悪い時は身体も心も重く、思考も暗い時です。

チベット体操を行うと、「セロトニンが活性化され、幸せな気持ちになる」「身体も活力が出て軽やかになる」「マインドフルになり、宇宙と繋がりやすくなる」……それらによって、シンクロニシティが起きやすくなります。

実際、今まで自分もたくさんのシンクロニシティを体験してきました。たとえば、ハワイのオアフ島で知り合いのことを考えていたら日本にいるはずのその人が目の前を歩いて来たのです！

そして、絵本の出版の時もそうでした。お世話になっていた方から離れて「自分の力でやってみよう！　でも、どうやって？」と思ったけれど、「大丈夫。きっといい流れが来る」「自分でやってみよう！」と決心した直後、生徒さんから「先生、こんな絵本の募集をしています。ご存じでしょうか？」と突然ラインが届きました。その応募が次の日まで。私はその日のうちに応募しました。それがどうにか通って絵本を出版することが叶いました。他にも、シンクロはたくさんありました。生徒さん方からもさまざまなシンクロ体験を耳にします。

とにかく、チベット体操を行うとシンクロニシティが起きやすくなります。
あなたにどんなシンクロニシティが起きるのか、ワクワクしてきませんか⁉
きっと素敵なシンクロが起きるはず！

風のエッセンス

シンクロニシティが起きやすくなるということは、宇宙と繋がり宇宙の流れに乗れているということ。

「え、宇宙？」なんて、思われる方もいらっしゃるかもしれませんが、私たちは、宇宙の一部です。宇宙の中の地球という星に住んでいます。新月や満月の時に子どもを産み、月経も月の満ち欠けに関係しています。月や太陽の光の恩恵を受けています。

風の時代は、水瓶座の時代。水瓶座はセンサーやアンテナが高いので見えないもの、宇宙の情報もキャッチしやすい。星の流れ的に風の時代は宇宙からの応援が入りやすい時代で、宇宙と繋がっていることが大切な時代なので、宇宙と繋がりやすくなるチベット体操はとても相性がいいですよ♡

ときめき その9

自分軸で生きられるようになった！

皆さんは、今、自分軸で生きられていますか？　それとも、他人軸で生きていますか？

私は、子どもの頃から自分軸で生きていたので、嫌われる時もありました。自分軸で生きるということは、人の目や人の言動に左右されずに自分の感覚で生きていく生き方なので、人に合わせて他人軸で生きている人からは嫌われやすいのかもしれません。ですが、私たちは元々「自分を生きる」ために生まれてきています。本当の自分を抑えて、人に合わせて生きていくと自分のことを見失ってしまいます。自分の生きるべき本道から外れてしまいます。

私たちは、まず自分を愛して大切にしなければなりません。自分を愛し、大切にして初めて心から人のことを大切にすることができ、自分軸で生きられるようになるからです。

自分軸で生きるということと、自己中心的とは違います。

自分が今、したいように行動する「自分軸」の人は、人に何も強要しませんし、人のせいにもしません。それは自分もされたくないから。でも、自己中心的な人は、すべてが自分を中心に回らないと気がすみません。なので、人がすることにも口出しをします。

「自分のしたいように生きる」という点は一緒かもしれませんが、人から反対のことを言われても気にせず、人がどのように行動しても気にしないのが「自分軸」で生きる人です。

慣れるまでは、人の目や、人からの言葉が気になるかもしれませんが自分の人生の責任を取れるのは自分だけです。誰のせいにもできません。だとしたら、自分の思ったままに生きたくありませんか？

でも、どうやって？　と思われた方、大丈夫です！　チベット体操を行えば自然と自分軸で生きられるようになります。

チベット体操を毎日継続していくことで、深い呼吸と共に自分の深い所へと繋がり、自分の中に溜まっていたものが外へと出されて心身ともに軽やかになり、セロトニンによって幸せな気持ちになるので、皆さん、自分を愛せるようになっていきます。

自分を愛せるようになれば、自分軸で生きられるようになります。人に嫌われる時もあるかもしれません。ですが、その人は嫌いたいから嫌っているのです。あなたはあなたを生きたいから生きている。それでいいと思いませんか？　皆が好き同士になれたら素敵なことですが、理解できない相手がいてもいいと思います。それでも、否定しあわずに調和していける世界を作りたくて、私はチベット体操を広げる活動をしています。

私も、昔は自分のことが好きではありませんでしたが、チベット体操のおかげで今では自分のことが大好きになり、この世界で出逢う人たちのことが大好きです。風の時代に入り、益々、自分軸で生きています。

皆さんもチベット体操を継続して、ぜひ、自分軸で生きて人生を楽しんでください！

風のエッセンス

「はじめに」でも書きましたが、風の時代は「自分軸」で生きることがとても大切です。それは風の時代が「支配」の土の時代から抜けたこともありますし、隠れていたことがどうしても表に出てきてしまう星の流れによるからです。もう人にも自分にも嘘がつけない時代です。

風の時代は自分軸で生きることによって、人生のときめき度を上げてくれます。

皆様も、ぜひ、自分軸で生きて、より人生をときめかせてくださいね♡

ときめき その10

治療を10年以上していた方に、子どもができた！

チベット体操を行うと、若返るということはここまででもお伝えしてきました。

身体、エネルギーが若返るので、子宮や卵巣も若返ります。私自身、生理も毎月25～27周期でやってきますし、そろそろ、子どもが欲しいなと思った時、すぐに授かることができました。生徒さんの中でも、「生理があがっていたのに、また始まった」なんていう方や、「更年期障害が何もなかった」なんて方も、たくさんいらっしゃいます。私の母も、脚本家で激しい性格だったので更年期大変そうだな……と覚悟していたのですが、まったくと言っていいほどに更年期障害がなくて本人も家族も楽だったことを覚えています。

更年期障害に関しては、若返りというより子宮や卵巣のチャクラが整うので楽になります。私も、薬が手放せないほどに生理痛がひどかったのですが、真面目に体操を始めてからは薬いらずになりました。

ただチャクラが整い、若返るだけでは子どもを授かることはできません。ときめきその6にあったように「欲求」のエネルギーを放ち続けている限りは難しいと思います。でも、大丈夫です。

チベット体操でチャクラを整え、子宮や卵巣を知らないうちに若返らせている間に心も身体も思考も緩んでいきます。そうすると、欲求のエネルギーは消えてｈａｐｐｙなエネルギーになるので、赤ちゃんも授かりやすくなります。

実際、生徒さんで10年ほど治療をされていた方々で妊娠されている方はたくさんいらっしゃいます。

もし周りに、更年期障害で苦しんでいる方や妊活されている方がいらしたら、ぜひ、チベット体操をお勧めしてあげてください。

そして、もしあなたが治療をされているのならば、「不妊治療」という言葉は頭の中から消してあげてください。「自分は不妊でもなく、病気で治療をしているわけでもない。自分は赤ちゃんを迎える、赤ちゃんといつか出逢える準備をしているのだ」と思考を書き換えてあげてください。

あなたが、新しい命と出逢える日を祈っています。

生理が突然やってくるように、更年期障害も突然やってきます。

赤ちゃんも突然やってきます。その日を穏やかに迎えられるように、チベット体操で心身を整えてｈａｐｐｙに乗り越えませんか?

風のエッセンス

女性にとって、月に一度訪れる月経。

それが、楽になるということはとても幸せなことです。

女性にとって、いつか訪れる更年期。

それが楽なのはとても幸せなことです。

風の時代は、「楽しい」が生き方のベース。楽ということは楽しめるということです。心身を整えて、風の時代を楽に楽しみましょう♡

追　伸

　もし結婚していないことや子どもを授からなかったことを引け目に感じている方がいらっしゃるとしたらこう考えてみてください。「私には、結婚や子育ての学びが必要なかったんだ。きっと母親に向いていたのだな」と。子育てに向いている人はあまり母親にならないと聞いたことがあります。なぜなら、子育ては自分育て、最大の学びだからです。その学びの必要がない人はその体験をしないのかもしれません。

　そして、水瓶座の時代は博愛精神色が強くなるので自分の子どもにこだわることも減っていくと思います。私が目指している世界はEARTH FAMILY。国も、性別も、年齢も、血の繋がりも関係なく、人類だけではなく、地球に住む皆が家族。皆で力を合わせて生きていくそんな世界です。その世界に皆さんも参加していただけたら嬉しいです！

ときめき その11

性格が変わった！　人生にときめいた！

いよいよ、最後になりました。

チベット体操を継続していくと、体型だけでなく性格まで変わっていきます！

それは、毎日続けることが一番の理由です。

「行い」は続けていくと、「人格」の一部になるからです。毎日、身体も心もリラックスさせ、デトックスをしてきれいにする。セロトニンを活性化して前向きな気持ちにさせる。

これを毎日続けると、心も身体も健康に。


私たちの身体は、三位一体なので心だけが健康でも、身体だけが健康でも駄目で、その二つが健康で本道を生きてこそ、軸が一つになり、魂、心、身体が一つになります。

生徒さん方も、大人しかった方が元気溌剌になったり、怒りん坊だった方が穏やかになったり、人生を悲観的に生きていた方が毎日幸せで感謝しかないと言うようになったり、旦那さんに意見が言えなかった方が自分の思いをきちんと伝えられるようになったり。皆様、変化されています。

自分自身もチベット体操を長く続けている中で、どんなことが起きても悲観的にならずにプラスの方向へと思考を変換できるようになったり、日々の中に小さな幸せを見つけられるようになったり、自分だけではなく、「生きとし生けるものが幸せでありますように」と自分という枠を広げられるようになった気がします。毎日、何かに感謝をしながら生きていられるのは本当に幸せなこと。

そんなふうに過ごしていると人生が輝いて見え、人生にときめくように。

思考が明るいこと、これは人生においてとても大切なこと。チベット体操を継続すると思考が明るくなり、人生にときめくようになります。

明るい思考でない時は、無理に明るくする必要もありません。どんな思考の時でも受け入れることが明るい思考へとシフトする近道です。

「あ、また、悪い方向に考えちゃったな。あー、また愚痴っちゃったな……まあ、そんな時もあるよね。いいよね。大丈夫」と自分で自分をヨシヨシしてあげてください。そして、「自分はちゃんと人生にときめくようになる！」と最後には前向きな気持ちでしめてあげてください。

大丈夫！　チベット体操を継続されている方々は、皆様、ちゃんと人生にときめかれています。

焦らずに、自分のペースで続けて、自分の大切な人生にときめいてくださいね。

チベット体操は形と呼吸がちゃんとできてこそ効果を発揮するので、始めてみたら教室に行ってみてくださいね。梶本式メソッドの先生方は本当に素敵な方ばかりなのでぜひ！

風のエッセンス

いくつになっても新しい自分と出逢える！　風の時代は変化の時代。新しい扉を開いて、新しい自分と出逢いましょう！

Open your door and say hello to new you ♡

AIR ERA
Tibetan Exercise

ようこそ！チベット体操の世界へ

Let's チベット！

風の時代は、「『自分軸』で軽やかに、生きることが大切です」とお伝えしてきました。

それは、精神だけではなく、エネルギーだけではなく、肉体だけではなく、それらを三位一体にすることが大切です。


スピリチュアル好きな方で多いのが、精神やエネルギーは整えているのに、三次元の肉体の流れが悪い人。食事は気をつけているけれど体はカチコチな人。

私たちは、まだ、肉体も持っているので、肉体もちゃんと使って、整える必要があります。いいガソリンがあっても車がボロボロでは速く走ることはできない。

「う……、耳が痛い」と思われた方、今がチャンス！

三位一体を、自分の力で叶えられる体操がチベット体操。

元プロテニス選手の伊達公子さんや、俳優の長谷川博己さん、ミュージシャンの坂本龍一さん、美輪明宏さんなど著名人の方がやられているというのを聞いたり、見たりしたことがある方もきっと、いますよね。

私の親戚で女優の檀ふみさんもやっています。

チベット体操は元々、チベットに住むラマ僧たちがエネルギー、肉体、精神を整えて、瞑想に入りやすくするために行っていたと言われているものになります。

ずっと、続けていくと10歳から20歳、若返ると言われていて、若返りの秘儀とも言われている。

私も、20年ほど続けていますが、いつも10歳以上は若く見られます。

アラフォーですがこの間は、10代に間違われて身分証明書の提示を求められました！

これには驚き、思わず、「え？　え？」と聞き返してしまいました。


チベット体操を15年ほどお伝えさせていただいていますが、生徒さん方も皆さん、とても元気で10歳は若く見えます。

私がチベット体操をお伝えし続けているのには、たくさんの理由があります。その中には三位一体があり、若返りがあり、健康寿命の向上があり、人生のときめきなどがあります。そのときめきは、心と身体が癒やされることから始まります。心や身体が癒されていないと三位一体になれないから。

お弟子さんで小さなお子さんを亡くされた方がいらっしゃいます。出逢った頃、悲しそうな表情だったので「この人の人生に何があったのだろう？」と思っていたらお子さんを3年前に亡くしたことをお話ししてくれました。そんな彼女も10年以上体操を続けて心からの笑顔で笑えるようになり、今では伝導師（講師）になりました。彼女は自分の子どもを亡くすという想像もつかないほどの辛い体験をされました。ですが、チベット体操を10年以上続けてそのことを乗り越え、その体験を生かせる仕事に出逢うことができました。これからは、彼女がたくさんの方の癒やしのサポートをされていくと思います。

すべての体験は繋がっている。

たとえ、辛かった体験だとしても、私たちは必ず乗り越えることができる。そうして皆様の体験が人生の糧になることを祈っています。

風エッセンス

風の時代は光が溢れる時代。光が光に共鳴し、さらなる輝きを生み出します。思考もエネルギーも光り輝かせて、風の時代にそして自分の大切な人生に、ときめきましょう♡

column 3

風の時代のお試し

風の時代は自分軸で生きていくと生きやすいというお話はしてきましたが、風の時代のお試しは自分軸に関わることが多く、土の時代よりも早くパワフルにやってきます。たとえば私の場合、「器の大きな愛に溢れた人になる！」と決めたすぐあとに、「嫌われたとしても、暴言を吐かれたとしてもその人と自分を信じ愛の状態でいる」というお試しと、「たとえ信用できないことをされた時もその人を受け入れる」というようなお試しがやってきました。

その他にも、「自分の生き方を決める度にこんなことが起きても、そのように在れますか？」というお試しがやってきています。風の時代は、自分の在り方を決めて自分軸で生きていく時代だからこそのお試し。新しい自分を生きて、新しい扉を開くためのお試しなので、恐れずに自分や自分の生きる世界を信じて進みましょう！

体操対談

SAYOKO

体操で
を輝かせよう！

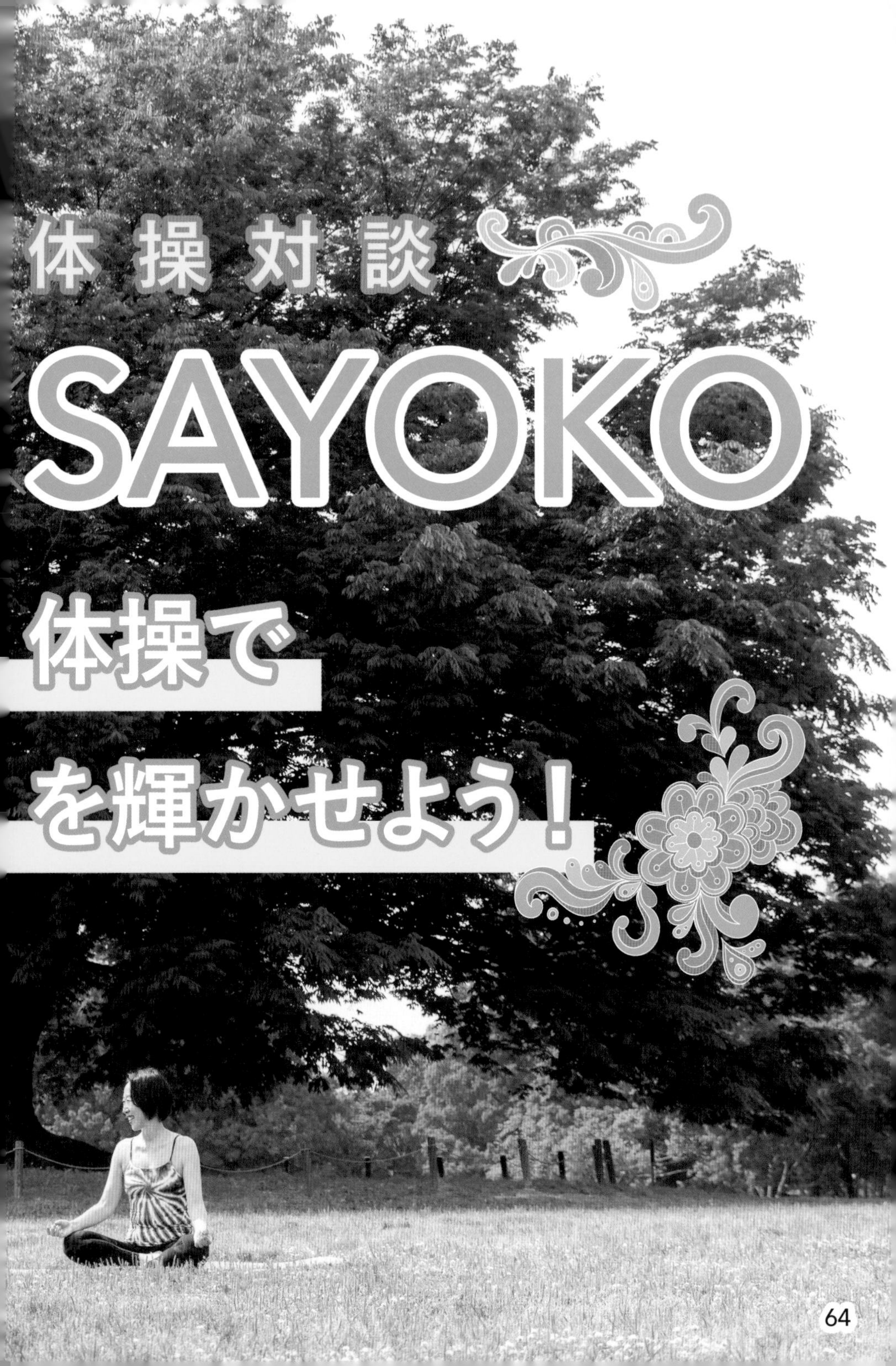

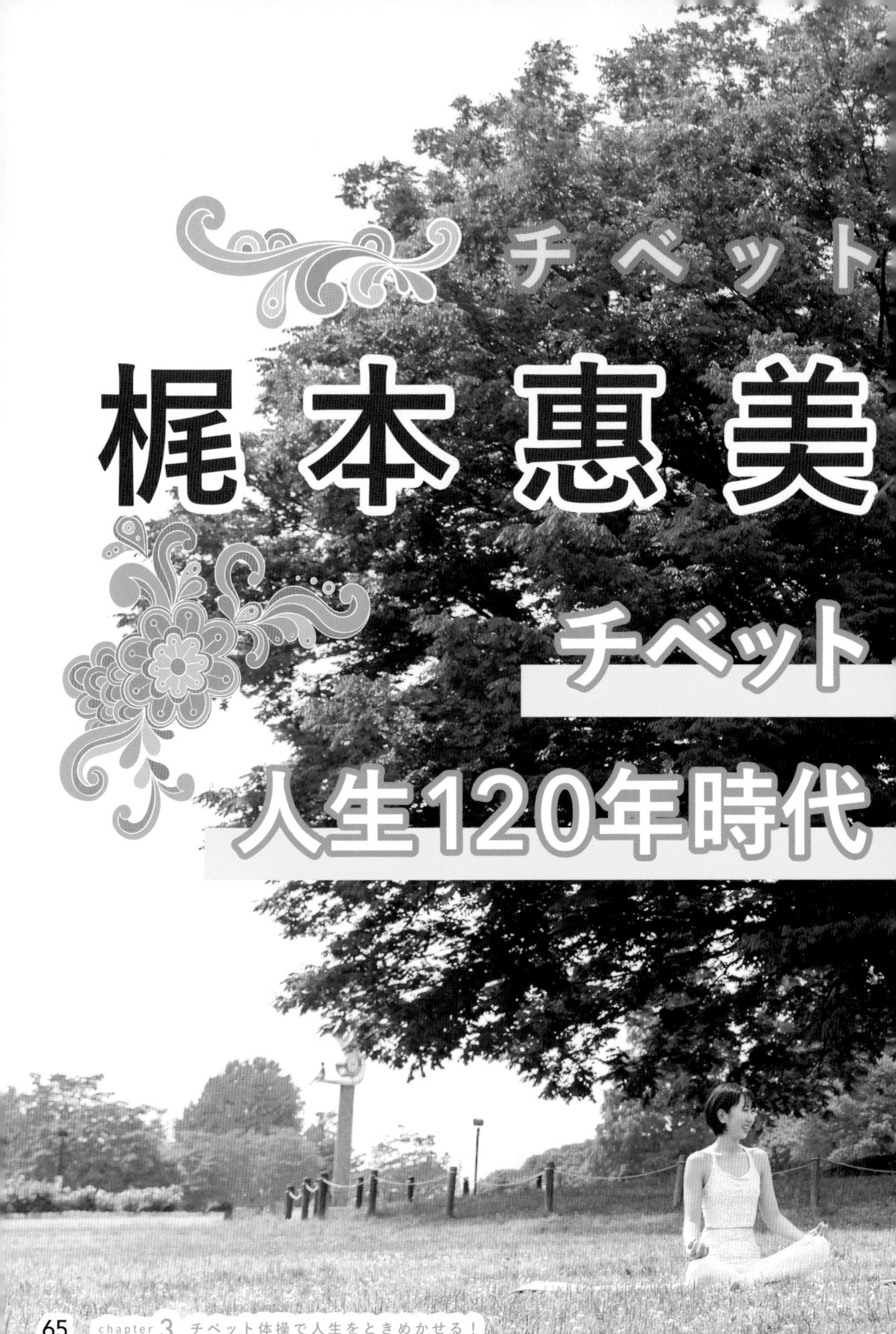
チベット
梶本恵美
チベット
人生120年時代

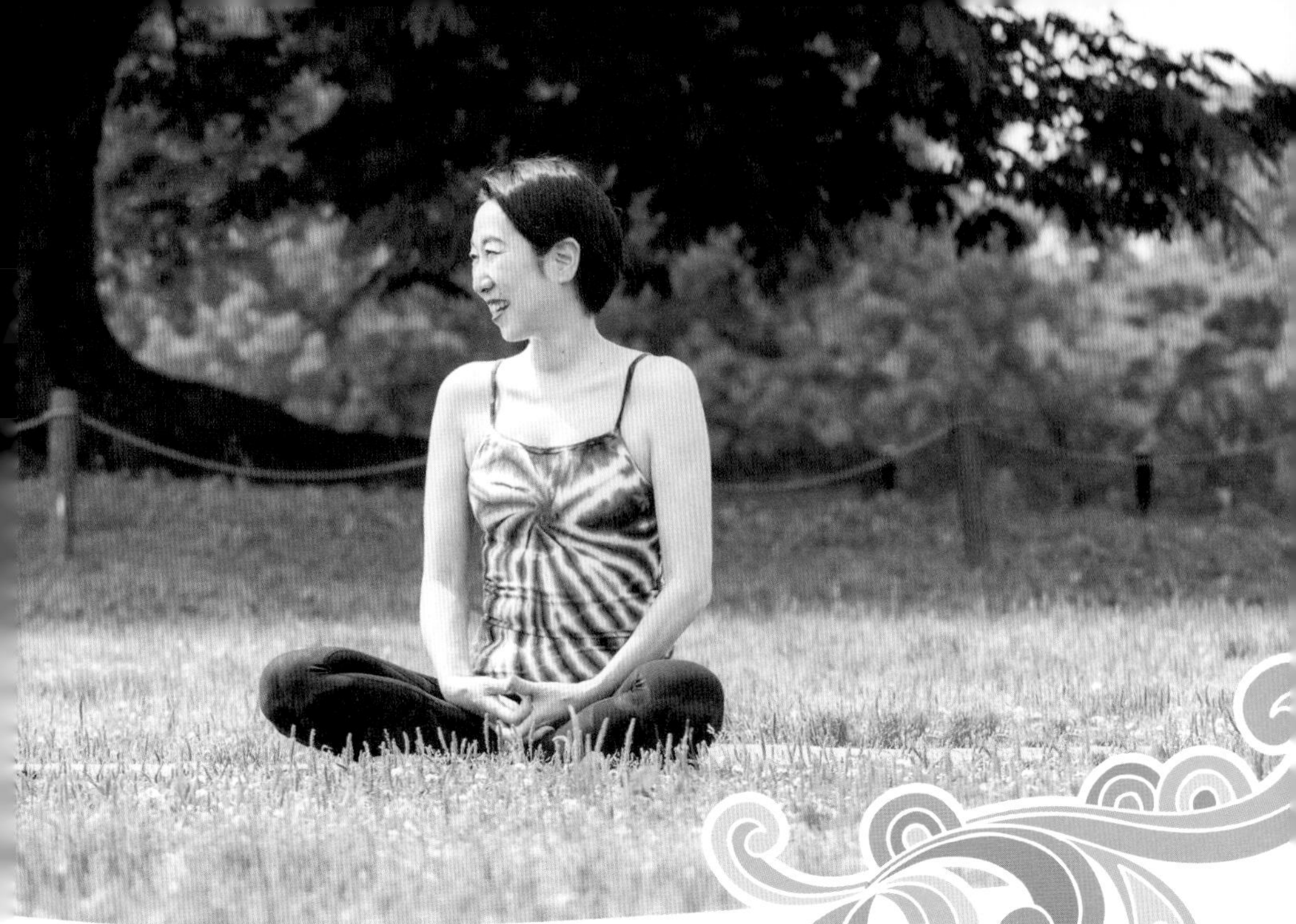

チベット体操を始めたママが大変身した！

梶本　本の出版おめでとう、夢が叶ったね。
サヨ　ありがとう、この日が来ると信じてました。ママはチベット体操始めて何年だっけ？
梶本　21年か22年くらい。43歳か44歳くらいから始めた。
サヨ　始めてすぐママがすごく痩せて、高校の時のチアの友達が、サヨコのママすごくスタイルいい！　ブリトニースピアーズみたい！　って言ってたの。外見だけでなくて、性格もすごく穏やかになって、別人みたいで本当に驚いたから、私も始めたんだよね。
梶本　そうだね。外見は確かに、チベット体操は若返りの体操だから。始めて３日目で鏡見て「かわいい～！」って（笑）。ほんとに若返るかも⁉　って続けて、10週間で完成したとき、サイズが変わっちゃったんだよね。デニムが30から27。続ければ続けるほど引き締まって。サヨコの中学生の時のショートパンツがはいっちゃった。確か、26、25インチ。

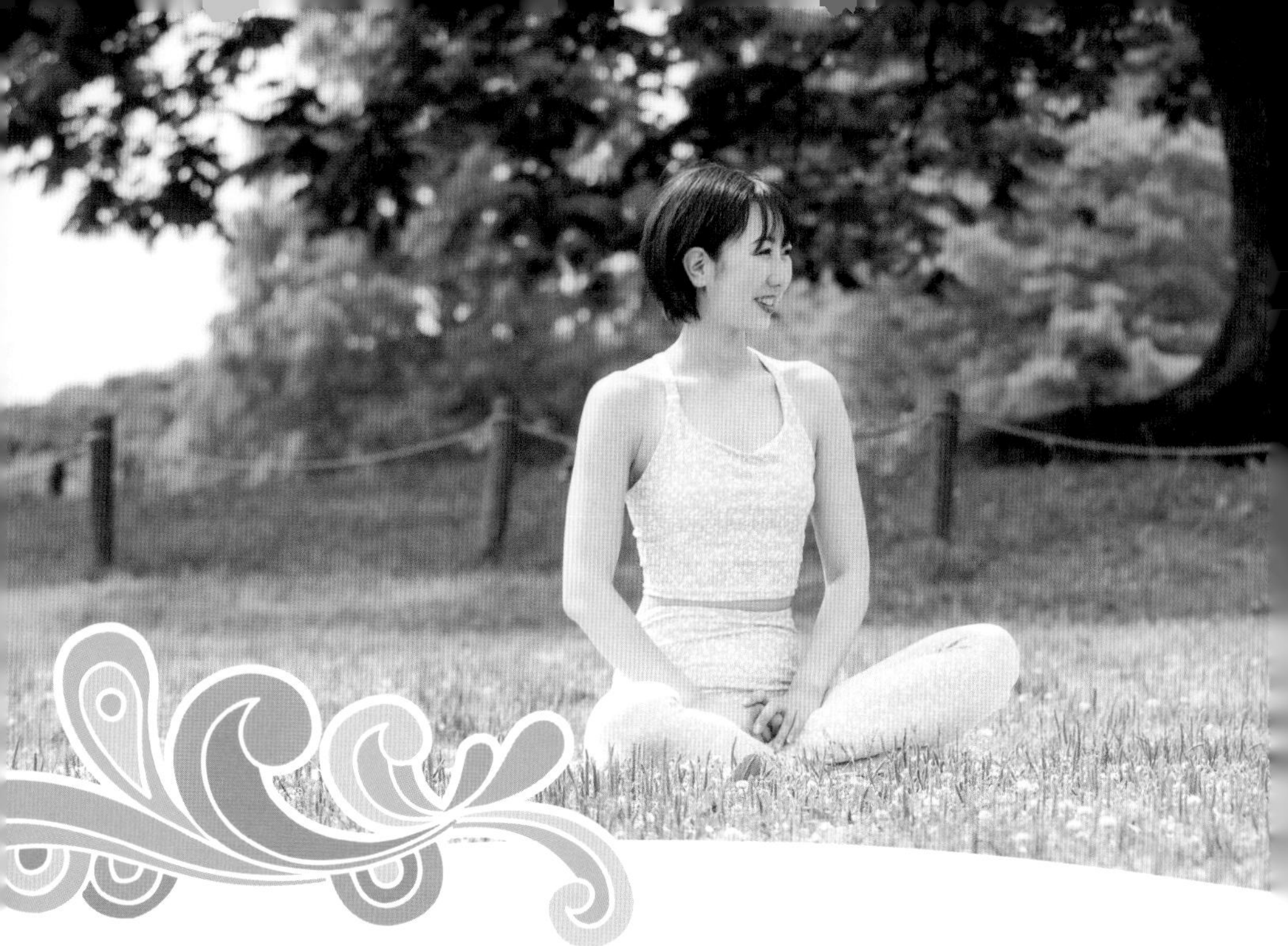

サヨ　私あの時、45キロぐらいしかなかったから。

梶本　ただ痩せるだけじゃなくて、インナーマッスルが鍛えられて、マッチョな感じではなく引き締まるから、体重に対して細かったよね。

サヨ　まだサヨコと一緒に暮らしていた50代くらいの時。私があられもないカッコしてた時にサヨコが「ママほんとにきれいな身体してるね」って言ってくれて。サヨコはそばで見てたから、余計にチベット体操すごいかもって感じたんだろうね。若返る、きれいになる、スタイルよくなる、それからすごく元気になる。穏やかになるし。

サヨ　あの頃は、夜中とか朝に帰ってきてたのを見て、「元気だな〜」って思ってた。

小さな一歩が やがて大きな花を咲かせた

サヨ　20年以上続けてきて、今では南は福岡から北は仙台まで、各地に伝導師がいるけれど、ここまで広げるのに大変だったことはある？

梶本　以前は仙台から教えに来てくださいって言われても、私は本業の脚本の仕事があるから気軽には行けなかった。でも今はサヨコや、伝導師がいるからどんどん広げることができるようになった。教室のきっかけは、サヨコやケイが学生時代に入っていたチャリティー団体に、私も入ったこと。あの団体では、日本でいろんなチャリティーイベントを開催して、それで得たお金をフィリピンに届けていた。私はなかなか学生のイベントに参加できなかったんだけれど、一緒に飲んでた時、「チベット体操、教えてもらえますか？」って声かけてもらって。それが四谷教室だった。だけ最初は一人で教えなきゃだったから大変だった。だけどチベット体操を完成した人が出てきて、その人たちに手伝ってもらうようになった。

サヨ　一人で教えるのが大変だな、と思うのは、チベット体操は覚えて帰ってもらって、生徒さん自身が毎日自分でやらないとならないから。覚えてもらうために、お伝えするのが大変だったよね。

梶本　ヨガはみんな一斉にスタジオで同じポーズをやるけれど、うちの教室は、マンツーマン。しっかりと覚えてもらうのがうちのやり方。それくらい最初はできないから。最初は少人数でやっていた。3人を一度に見てとか。何回もやらなくてはならなくて。25人だと、5人ずつやるのを5回。待ってもらわないといけないから、時間はかかった。仲間ができるまで、伝導師の人たちが誕生するまでは、それが大変だったかな？

教える醍醐味は、生徒さんの劇的な変化

サヨ　チベット体操を伝える立場の醍醐味って、生徒さんの変化を見られるところだと思う。今まで見てきた生徒さんの変化で、特にこの人はすごいって人はいる？

梶本　1期生を教えたあと、1カ月後にまた新規の教室を開いた時、新しい人たちも来ていたから、新しい人はこっち、リピートの人はこっちに来てくださいって振り分けたら、リピートにきれいな女の人が

入ってきちゃったの。新しい方はあちらですよって伝えたら、その人は1カ月前に教えた人で、すごく変わってたの。教室は月一でやってたけれど、1カ月ですごい変化をする人がいる。

京都教室に1カ月後に行ったら、ウエスト13センチ痩せましたとか、個人差はあるけれど、すごい変化が起きる人がいた。自分の変化だけだったらそこまで伝えなかったかもしれないけれど、継続する人たちの変化はすごかった。女の人はほんとうにきれいになる。私が別人になったように。

ベストワンはYさんかな。宮崎台教室に毎週通っていて、彼女は始めた初日からミラクル。彼女は韓流ファンだったんだけれど、Yさん、韓流スターに会えちゃったから。ある推しの俳優さんの映画イベントを頑張って開催したあと、日韓戦のサッカーの試合があって韓国側に座って観戦していたら、後ろにその俳優さんが来たの！

他にも、久しぶりにYさんが韓国に行った時、「何したの？　いじったの？」「なんでそんなきれいになったの？」……整形したのってことね。それで彼女、チベット体操を伝えたんだよね。20歳ぐらいの子に教えたら、その子は完成したあと7人に交際を申し込まれて、そのうちの一人と結婚した。20歳くらいの子は若返るより、キラッキラにきれいになるんだよね。

あと、Yさんが会社を辞める時、会社そばのレストランに挨拶に行ったら、「どんどんきれいになると思ったら、寿退社？」って言われてた。その時Yさんは50歳だった。同じ頃、お母さんと一緒に旅行をしたら、周りの人に「ご結婚前に最後のお母さまとの旅行？」って言われてた。その頃Yさんは二十歳を過ぎた娘さんがいたのに！　30代くらいに見られたのかも。

それから、1期生のKくんという20代の青年。子どもの頃から小児麻痺で、一生歩けないって言われてたけれど、歩いて教室に来ていた。その人は21回10週間で完成したの。その後彼は、どんどん開いてって、ホノルルマラソンまで走って、障がい者雇用の本を出して、全国から講演依頼が来て講演して、今でも活躍してる。

奇跡を引き寄せる！ チベット体操

梶本　ミラクルがなんで起こるかって、チャクラが整ってくるから。本当の自分と繋がって本当の自分を生きられるようになると、宇宙がサポートしてくれる。どんどん開いていくよね。その時その時に、必ずミラクルがあって、私自身もあったけれど、続けている生徒さんたちに起きるミラクルがすごくて、教室続けていこうって気持ちになるよね。

サヨ　ママだから話せることで、この本を読んだ人が頑張ろう！　やろう！　って思えるようなことを聞かせて。

梶本　教室を始めてしばらく経った時。その頃はホームページもなく、口コミだったけれど、みんなが恋愛運があがるとか、万病に効くって聞いてきた、転職するのにいいって聞いたとか、チベット体操をやってる人が変化するから興味を持ったっていう生徒さんが、たくさん来てくれるようになった。

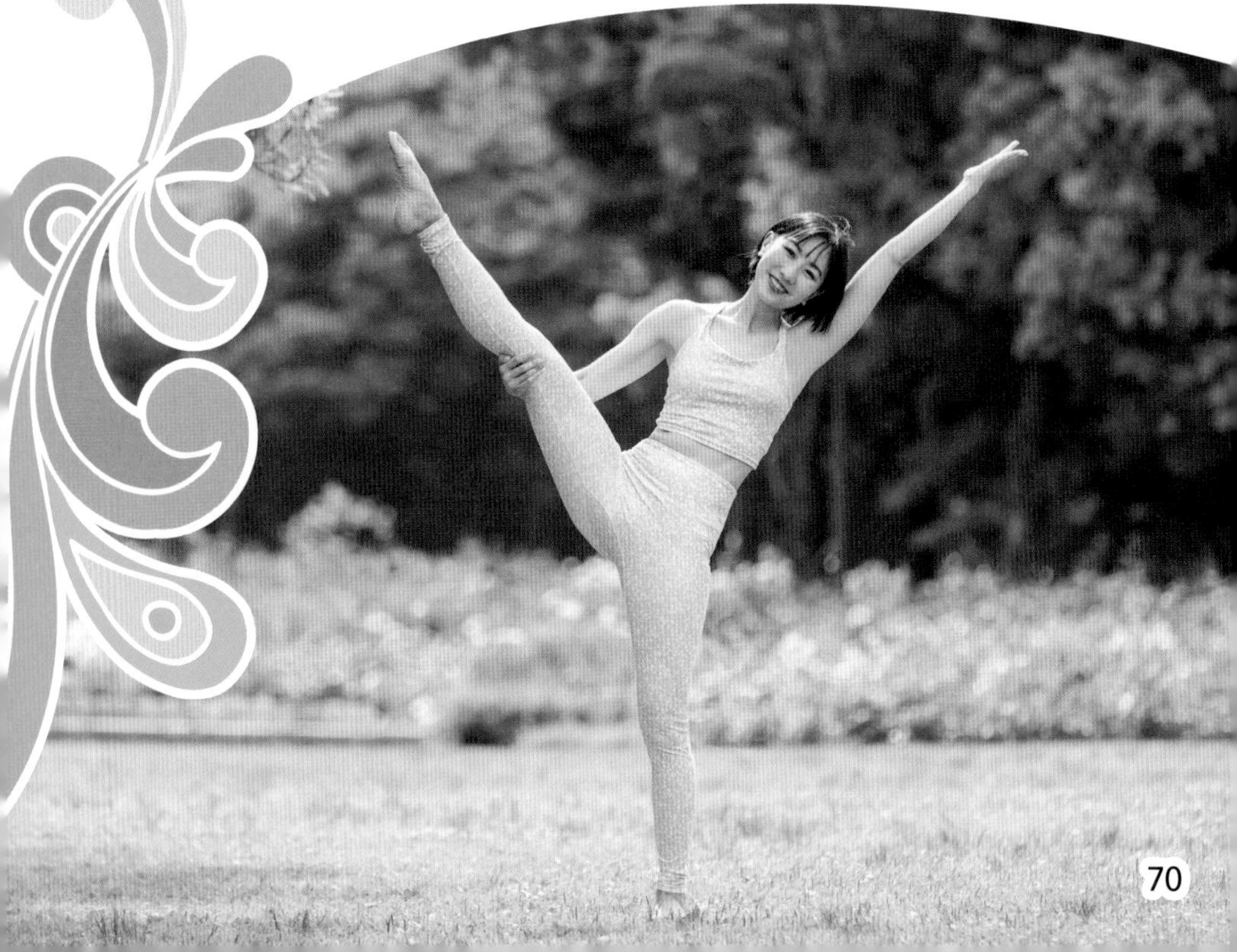

サヨ　それぞれみんなの夢が叶ってく感じだね。結婚したい、転職したい、恋人がほしい、子どもがほしいとか、いろんなことがみんな叶ってるよね。

梶本　子どもがほしいっていうのは、妊娠しやすくなるかな。だから山形の産婦人科から教えてくださいって話が来たり。ほんとにやりたいことをやり始めるから、ランガールになる人、山ガールになる人、ボクシングを始めた人とか。今までやらなかったことでやりたいことをやり始める。

サヨ　元気が、生命力がすごくあがるから、やりたくて仕方がなくなる感じだね。

梶本　生命力があがるのね。だから赤ちゃんほしい人はできやすくなったり、何か始めたいと思っていた人たちが、次々にいろんなことに挑戦していく。自分の好きなことを小さなことから始めると、どんどん自分がやりたいことに開いていく。だから長く続けている人は、生き方が変わっちゃう。チベット体操をしていたら、転職する人が結構出てくる。前だったら我慢してたけれど、もう新しいことやろうって変わる。

サヨ　男性でも、すごい契約がとれるようになった人いたよね。

梶本　Ｊさん、営業の方。１カ月の達成目標が始める前に叶っちゃうくらい契約が取れて、でも本人曰く、「ぼく会社にいただけなんですけど」って。彼、一時期入院していたのだけれど、その間も営業成績が上がったみたい。

サヨ　男の人もいろいろあったよね。女性は、声をかけられるようになる人が多いかな。今まで男の人に声かけられることなかった人たちが。

チベット体操でどんどん若返っていく

梶本　きらきらして若返るし、チベット体操を始める前は自分の中で枠を作っちゃってた。でも枠が外れていくから、声をかけやすくなるんだと思う。みんな恋愛に対して怖れとか枠がある。自分の中に傷があったり。それがどんどん若返ってきれいになって、枠がなくなってくるから声をかけやすくなる。結婚や恋愛のほうもいくし。

伝導師になった方は、やり始めて素晴らしいってことを体感されて、これをもっと伝えたいって思いで伝導師になる。

サヨ　すごく変化が起こる体操だよね。人生そのものが変わっていく。

梶本　自分の在り方が変わっちゃうよね。私は激しかった性格が穏やかになったけれど、逆に穏やかだった人がどんどん外れていくから爆発したり。今までずっと我慢していた人がボンっと出ちゃったり、感情が解放されていく。私は感情は解放しまくってたから、感情コントロールができてストレスがなくなって爆発することがなくなったかな。

サヨ　私は若い時から始めて、今30代。ママは40代から始めて今65歳。チベット体操やってるからこそ、今の身体とメンタルの状態とか、自分の周りの人たちと年齢とか比べてみて、どう？

梶本　チベット体操を始める前は、私、ものすごく疲れやすかったの。脚本家になって、最初の頃、連続ものとか長いものやっていて、1年で2回入院したり、疲れやすくてすぐタクシーに乗ったり。チベット体操をやり始めたら、とにかく元気で。元気過ぎて机に座っていられなくて。近くの森林公園に行って帰ってきたら1時間半。一度行って、帰ってきて仕事して、もう1回歩きに行ったり。それくらい元気だった。40代、更年期は何もなかった。若返りでいうと友達は生理が来なくなったけれど、チベット体操を始めたらまた生理が始まった人がいた。チベット体操をやっていたから、脚本家の仕事をこれだけ長く続けられたかな。体力と精神力がいるから。60歳を過ぎた今も、やりたいことがたくさんあって、やろうって気持ち。

サヨ　気持ちの面も大きいね。

梶本　へこむことがなくなるんだよね。一瞬へこむことがあっても、切り替えが早い。

サヨ　年齢とともにチャクラの回転が遅くなって乱れていくから、本当はみんな子どもの頃みたいにこれやりたいって好奇心があっても減っていくはずなんだけど、やろうって気持ちになれるのはチベット体操なんだよね。

人生１００年時代、チベット体操で人生を充実させよう！

梶本　やりたいことがないってことがなかった。今も忙しいけれど、この後にやりたいことがたくさんあるし、優先順位もつけなきゃいけないくらい。40代からやってきて、今65歳で、一緒に仕事する人たちにチベット体操をお伝えすることがあるんだけれど、それは私が元気だから、興味を持ってくれる人がいて。蓼科から東京で打ち合わせして、また帰って書いてまた東京で打ち合わせしてっていう私を見て「梶本さんタフですね」って。プロデューサーと監督に伝授したり、脚本家の先輩にチベット体操を教えてって言われたり、その方は60代だったけれど、すごく元気になった。毎週胃薬飲んでた人が、次の週飲まなくてよくなったり、腰痛もちだったけれど、痛くなくなったって人もいる。もともと、『若さの泉』という本は、50代以上の人に伝えるってことが目的だったけれど、今は若い人たちもチャクラがすごく乱れているからやったほうがいいかな。年齢を言ったら驚かれる。見た目より、元気だからじゃない？　活動的で行動力あるし。ほんとに若い頃から始めたら素晴らしいことだし、年齢を重ねた人でも、今は人生１００年時代。肉体も精神もエネルギーもすべてが若い状態でいられるから、１００年、１２０年生きていけるかも？（笑）

サヨ　心も身体もエネルギーも整うから。人生を楽しむために、チベット体操やってるって感じだね。

梶本　楽しいよね。「大変」「疲れる」って言葉を使わなくなったんだよね。疲れるって言葉は早くから使わなくなった、疲れないから。あと、目がよくなったの。ずっと乱視と近視で眼鏡してきて、周りはみんな老眼になってくるけれど、私は老眼鏡もいらないし、眼鏡自体必要なくなった。50代からはしてないね。今、人生で一番よく見える。新幹線乗ってても、車窓から遠くの葉っぱが見えたり、家の中の細かいものが見えたり。視力以上のものが見えたり？　年を重ねれば重ねるほど、チベット体操の良さがわかるかな。

サヨ　私も若い時から始めて、若い時は若くて当たり前で。今37歳で、小学生の子どもがいるって言ったらすごくびっくりされる。このあいだも、娘と姉妹に間違われたり。

梶本　私たちも姉妹みたいって言われたよね。買い物に行って、あきらかに私より年下の店員さんなのに、他のお客さんには年上として話すのに、私には年下にしゃべるような話し方されたり、スーパーに行っても店員さんがため口だったり。この人私のこといくつだと思ってるんだろうって。65歳って言ったらびっくりされるかな。

サヨ　年を重ねれば重ねるほどね。

梶本　やればやるほど若返るから。自分が年を重ねるのと逆行していくから。

サヨ　私は準伝導師の呼吸ができるようになってからが大きいかな。体つきも変わってきたし。

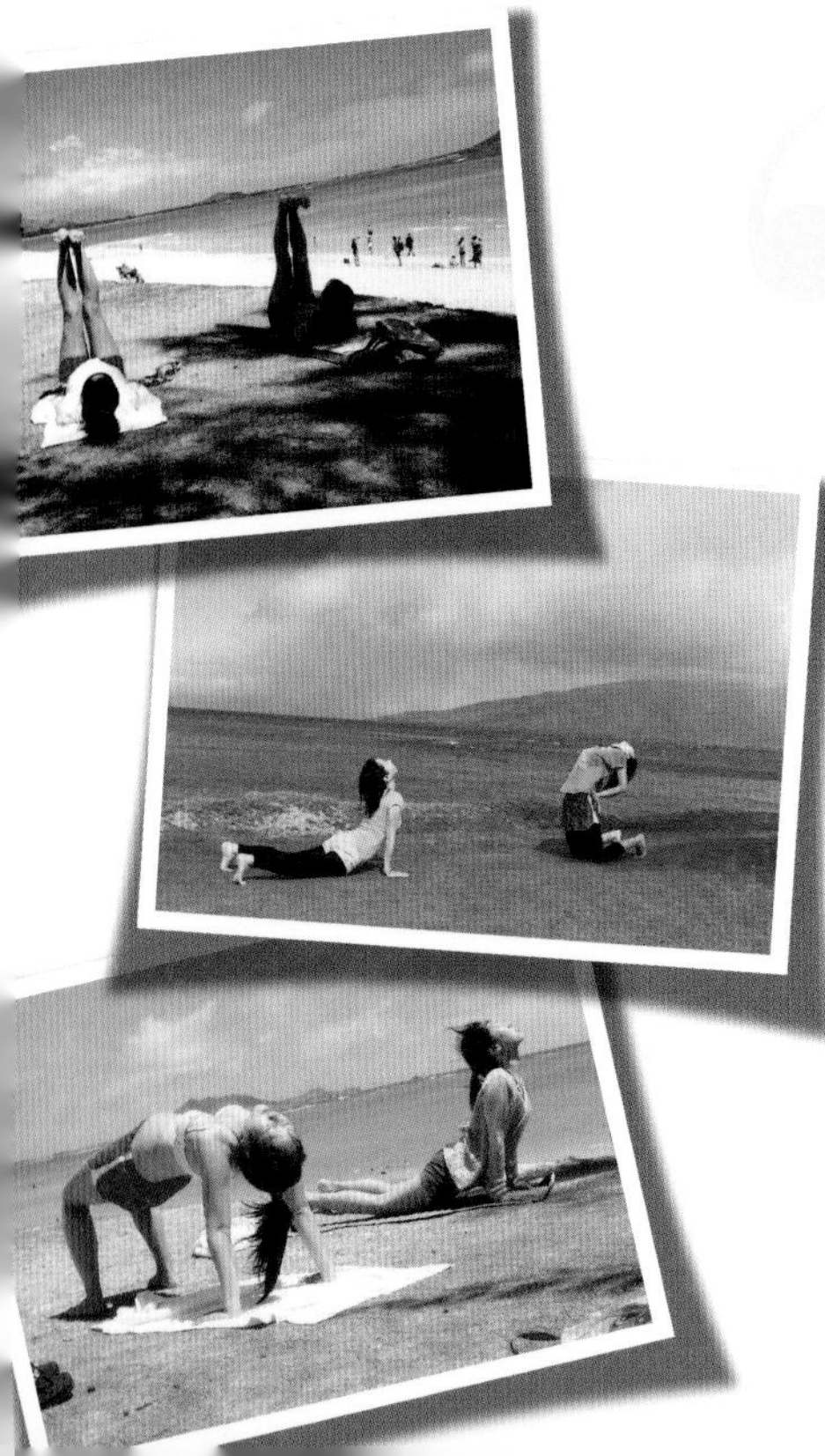

心も身体もエネルギーも
整うから。
人生を楽しむために、
チベット体操やってるって
感じだね。
——— SAYOKO

梶本　あと、若い人はみんな肌がきれいだけど、この年齢でこの肌!?　って驚かれる。化粧水は塗るけれど、乳液とかいっさい塗らない。化粧品買いに行った時とかエステの人とかに、肌年齢が若いねって言われる。これは、身体が整うし、腹式呼吸をするから肌がきれいになる。呼吸法だけをやるのは大変だと思うけれど、体操と一緒に腹式呼吸することで、流れがよくなるから。人生が楽しくなります。

数年前、東京で同窓生の集まりがあった時、みんな身体のどこが痛いとか、調子が悪いとかって話になって。こんな大変なことがあったとか、日常的なことや家族の話があったり。60代になると、親の介護やいろんなことを抱えていくけれど、私は健康だし、親もそれなりに年いってたけれど、全部うまくいくよね。

チベット体操をやっていると、物事の捉え方が変わるから、普通は大変だと思うことも、大変じゃなくなるんじゃない?　トラブル的なことが起きても、どう捉えたらいいか方法がわかってるから大事にならない。

もちろん私も、まだまだデトックスとか解放すべきこ

本当の自分と繋がって
本当の自分を
生きられるようになると、
宇宙がサポートしてくれる。
どんどん開いていくよね。

―――　梶本恵美

妊娠中も
元気いっぱい！

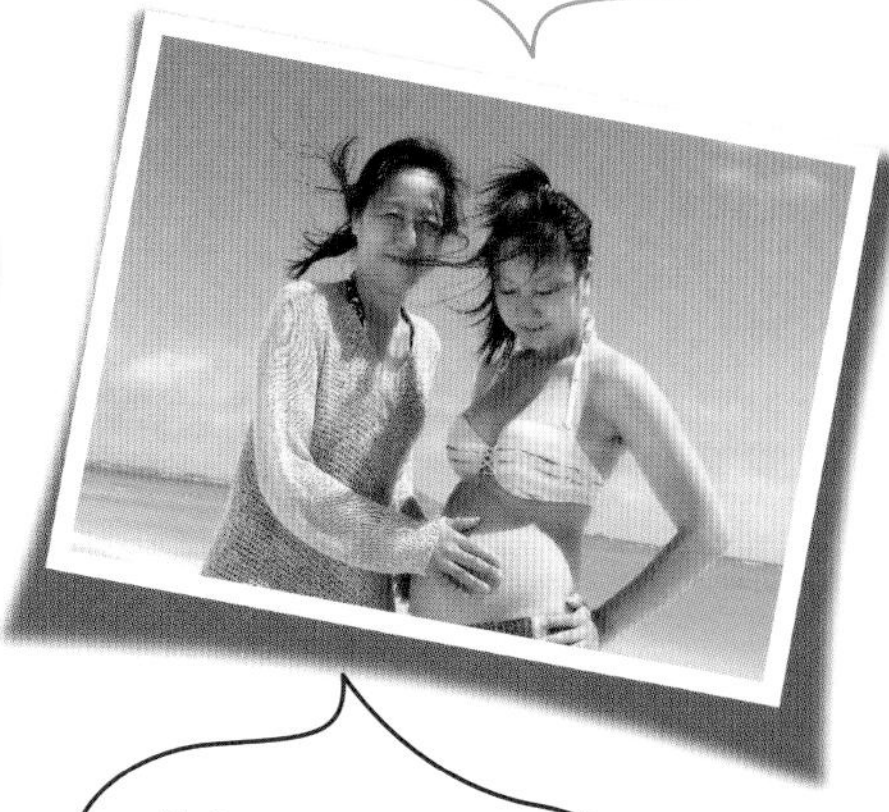

ハワイでは毎日2万歩
歩いていました！

とが起きてくるけれど、それを通過すれば、ますます軽やかになっていく。チベット体操は、いつからでも始めていい。80代の方もやってらしたし。おばあちゃんも90代だけど、できるポーズをやってる。健康でいうと、保険証をあまり使わなくなったね。眼医者さんと歯医者さんくらいだね。具合悪くならないし、病院には行かないね。私からしたら、若い人もだけど、50代以上の方もやっていただきたい。この本を読んだ若い人は、お母さんやおばあちゃんに勧めてほしい。

チベット体操で、家族が整っていく

サヨ 親子でやるのもいいね。

梶本 母と娘の関係って何かしらある。娘が抱えてるものがあって、それも変わっていく。親子ってカルマがあったり、何か修行のためにその関係性になっていることもあるよね。そこをお互いのために早くクリアしたい。チベット体操をすると、関係性が変わるよね。お母さん自身が問題を抱えていて、それをクリアせずにいると娘にいったりする。チベット体操をするとすごく変わるから、親子でやるといいかなって。時々お母さんを連れてくる人いるよね。関係性を変えようと思って連れてくるんじゃなくても、娘がやってて、お母さんが興味持って来たり。

サヨ 私自身、長くやってて、ママに母親を求めていたら、たぶん苦しくなって潰れてたと思う。だけど、ママは梶本恵美としての人生を生きてるんだなって見られるようになったから、関係性がよくいられたんだと思う。そう思えたのはチベット体操のおかげかな。いつも明るい思考でいられたし、何かにこだわったり、誰かと比べたりすることもなくなった。

梶本 お母さんだけど、自分を生きてたから。

サヨ たまたま私のエピソードだけれど、親子っていろんな関係性があるから、いい関係を持てるようになるかなって。

梶本 夫婦もそうだね。一家で一人、チベット体操をやると、家の周波数が変わるからいいんだけど。奥さんだけがやって周波数が上がっていくよりも、一緒にやれるといいよね。周波数が違い過ぎると、一緒にいられなくなるから。うちの夫は、体操はやってないけれど周波数高い人だと思うから一緒にいられる。

サヨ　最後に、『人生がときめく！　若返りのチベット体操』を読んでくださる方に、ママが作った「チベット体操・梶本式メソッド」から、何か言葉をいただけたら。

梶本　私たちは、この地球に、何か思いを持って生まれてきた。この一生は一回きりだから、本当に自由に、思いのままに生きてほしい。チベット体操はどんどん本当の自分と繋がっていくし、どんどん解放していくから。この風の時代に、この地球で軽やかに、自分の物語を紡いでいってほしいです。本来あなたがこの地球に来るときに、自分で描こうとしていた物語があると思うんです。それはきっと幸せな物語のはずだから、本当の自分に戻って、きらきらとその物語を生きてほしい。そのために私はサポートしていきます。ぜひ、チベット体操にレッツトライ！

profile

梶本恵美

チベット体操伝導師マスター、脚本家。
air era story LLC.代表。
映画・テレビドラマ多数執筆。2021年NHK「ひきこもり先生」「ひきこもり先生2」(2022・12月放送)。
ライフワークとして1995年より平和への祈り朗読劇、また朗読ライブも展開中。舞台「アンネ・フランク」2014年より各地で再演中。チベット体操教室を始めたきっかけは、フィリピン・カンボジアの子どもたちへの教育・自立支援ボランティア活動の一環から、現在も収益から寄付を続けている。最近は移住先の長野県茅野市近辺の児童養護施設への寄付も始めた。

column 4

風の時代のマインドフルネス

マインドフルネスという言葉が、ずいぶん前から世界に広がっています。マインドフルネスとは元々、仏教の開祖ブッダが弟子に伝えた説法の一つで「正念」を英語にしたもの。「正念」=「今、この瞬間に集中する状態」をいいます。

マインドフルネスになると、脳の疲労感やストレスが減り、仕事の効率などもよくなることから、欧米では会社の休憩時間にメディテーションタイムなどを設ける企業も多いのだとか。私の中では、マインドフルネスとは思考がクリアになり自分の深いところと繋がっている状態。そのため、頭で考えるよりも直観的になり閃きが生まれやすくなること。

私は子どもの頃からボーッとすることが好きで、それはおそらくマインドフルネスになっていたことが多かったように思います。1秒前のことはもう過去のことなので忘れてしまう。なので忘れ物も多く、曜日や時間の感覚があまりない。そのかわり、直感力や閃きはあるほうだった。チベット体操をするとマインドフルネスになる。過去に囚われたり、先の心配をすることが減る。なので、生徒さんも忘れっぽくなったりする方が多く、その現象を「さよこる」と皆さん言われています(笑)。

過去や先に囚われることなく、今、この瞬間を生きることで私たちは明るく、楽しく、喜びに溢れた人生を送っていくことができます。その感覚こそが風の時代。

マインドフルネスになって、人生にときめきましょう!

Chapter 4

チベット体操をやってみよう！

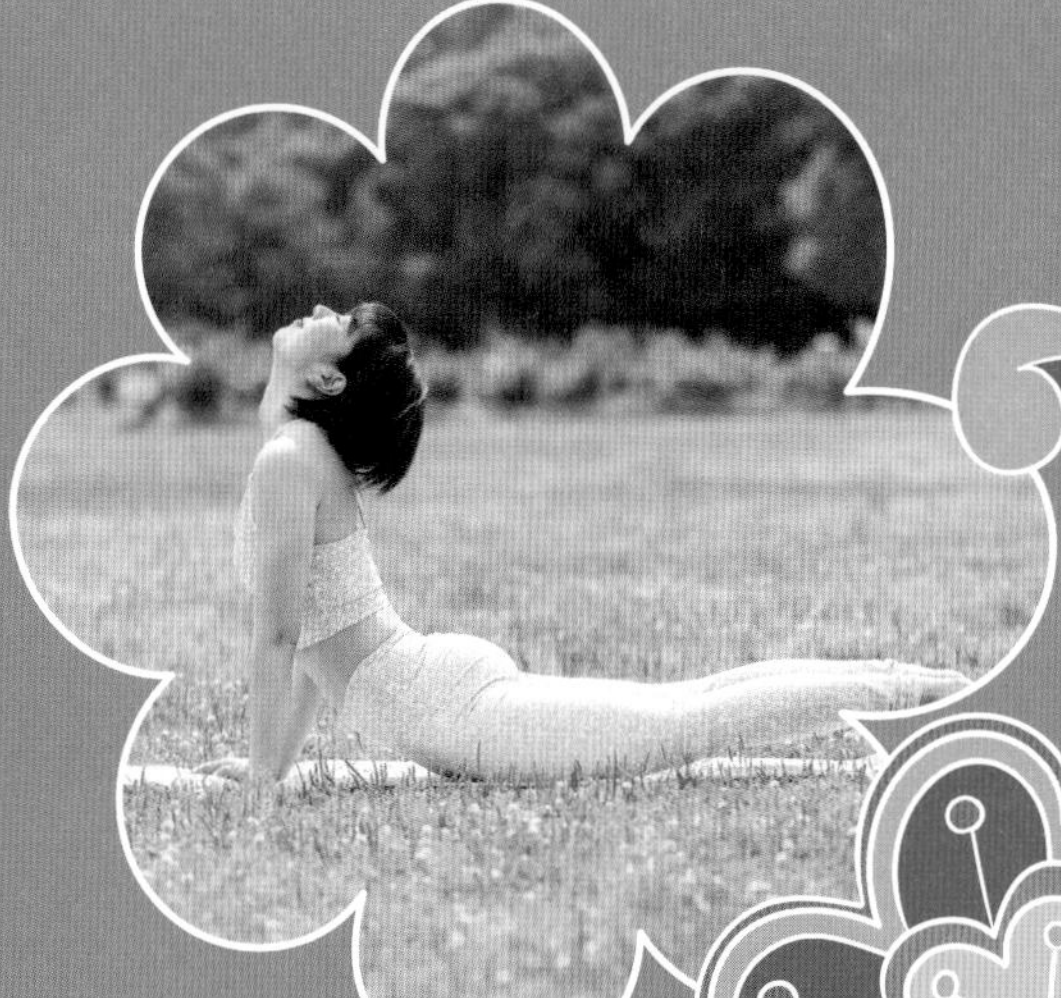

AIR ERA
Tibetan Exercise

さあ、チベット体操を始めよう！

では早速始めましょう！

チベット体操には身体の中にある主要な7つのチャクラを活性化させるためのポーズが6つあります。

梶本メソッドのチベット体操では、その中から5つを使います。

たった、5つのポーズを毎日行うだけで、人によって効果の出方は異なりますが、三位一体になり、心身ともに若返り、元気に美しくなっていきます！

★できないポーズがある場合は無理をして行わないようにしてください。

★替えのポーズもありますので、できない場合はそちらを行ってください。

始める前の注意事項

① 食事をしてから、2時間は空けましょう（フルーツなどの軽食でしたら大丈夫です）！

② 金属類は眼鏡を含め、なるべく外しましょう（付けている箇所だけ、氣が通りにくくなってしまいます）！

③ 窓を開けましょう（自分の身体や呼吸からいらないものが出されるので、それらを吸わないように）！

④ 身体を締め付けない服装で行いましょう！

⑤ 身体を痛めないために、ヨガマットを用意しましょう！

⑥ 「やる！」と決めたら、毎日大体同じ時間に行いましょう！　午前中なら午

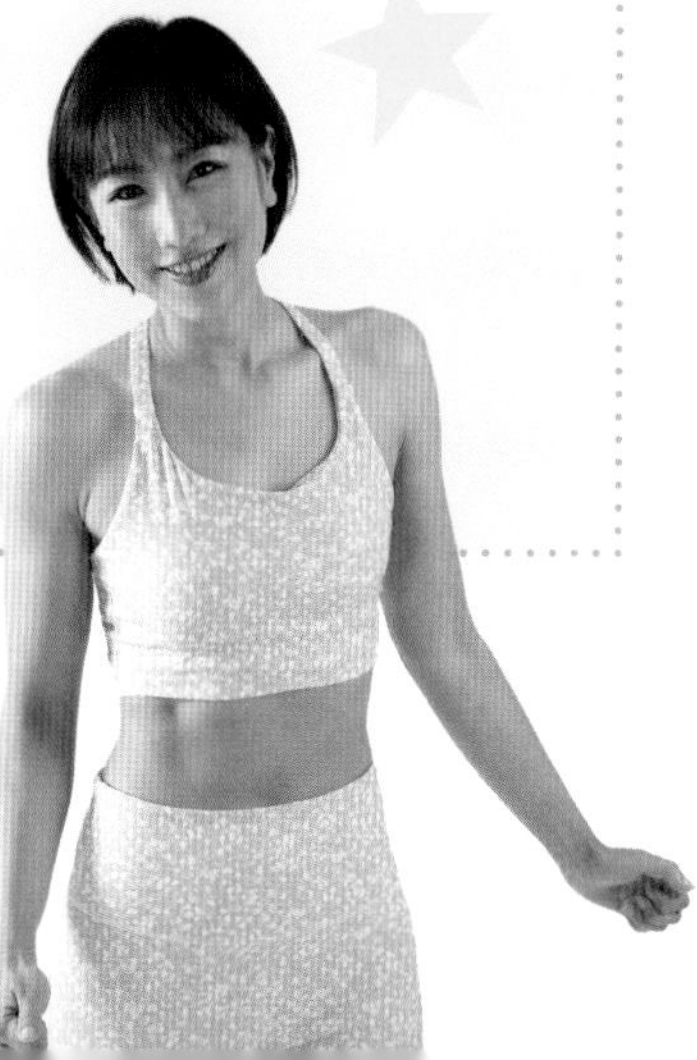

前中（薬と同じで、飲む時間を変えたり、飲んだり、飲まなかったりすると逆効果になる可能性があります）。

7

女性の場合、月経がある時は、お休みするか、回数を減らして行いましょう！（チベット体操を月経の時に行うと月経を止めてしまう可能性があります。月経は出産の次にデトックス効果があると言われています。そのため、止めないほうがいいので、休むか、回数を減らしましょう）

8

チベット体操は3回から始めて、1週間に2回ずつ増やして、3→5→7→9→11→13→15→17→19→21まで、およそ10週間かけて21回という回数までいきます。その間、月経や、体調不良や、怪我などで体操を休んでしまった場合は、次の回数にいくのが遅れます。

1日休んだら、1日、3日休んだら、3日遅れます。必ず、同じ回数を7日間行ってください。

休みすぎた場合、または外科などの手術を受けた場合は、ホームページの問い合わせよりお尋ねください（チベット体操梶本恵美のビューティーエイジングライフ）。

9 始める前後には、必ず、ミネラルウォーターをお飲みください。ミネラルウォーターが身体の不要なものをデトックスしてくれます。

10 20歳以下の方には、若返る必要がないのであまりお勧めしません。どうしても、やってみたいという方は3回だけにするなど回数を上げないことをお勧めします。

11 チベット体操は、セロトニンが活性化されるので、セロトニンが使える日中に行うのがベスト！

さあ！　今日から若返りの体操を始めて、人生をときめかせましょう！
では、始めましょう！

※妊娠中の方は、呼吸のみでポーズは行わないようにしてください。チベット体操をされてから妊娠された方は、お問い合せください。

チベット体操を始める前に、
呼吸と準備体操の練習をしましょう。

チベット体操の
すべてのポーズが
見られます。
動画を見ながら
やってみよう！

呼吸

まずは呼吸から。チベット体操は腹式呼吸で行うので、
腹式呼吸を練習してみましょう！

1

仰向けに寝ます。

吸う時はキラキラした光が
入ってくるのをイメージして、
吐く時は自分の中に溜まっている
不安やイライラを手放すつもりで
吐いていきます。

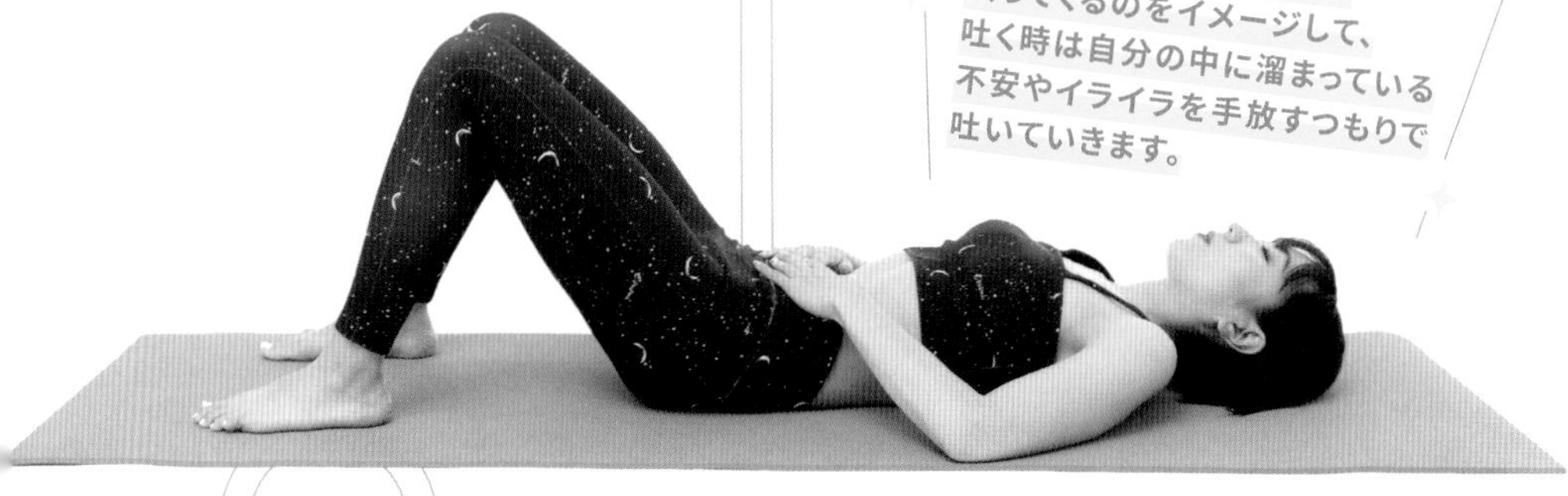

2

足を開き、足先を平行、手の平をおへそにおき、
身体をリラックスさせます。
チベット体操は腹式呼吸なので、
鼻から吸ってお腹を膨らませ、
口から吐いてお腹を凹ませていきます。

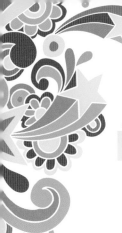

準備体操

では、いよいよ、ポーズへ移ります！
ポーズに入る前に、手首足首をほぐし、
軽く準備体操をしましょう！

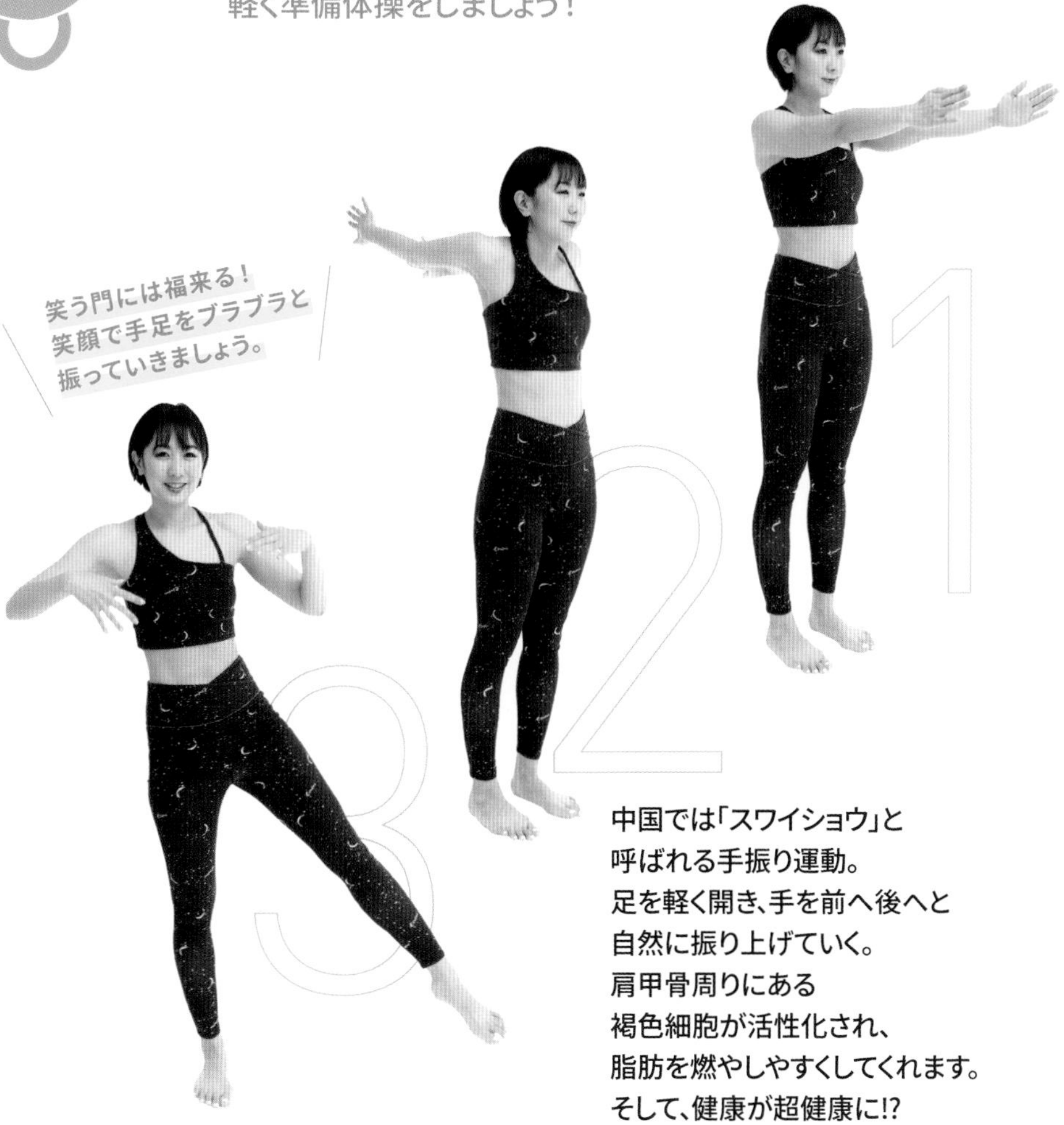

笑う門には福来る！
笑顔で手足をブラブラと
振っていきましょう。

中国では「スワイショウ」と
呼ばれる手振り運動。
足を軽く開き、手を前へ後へと
自然に振り上げていく。
肩甲骨周りにある
褐色細胞が活性化され、
脂肪を燃やしやすくしてくれます。
そして、健康が超健康に!?

チャクラを活性化！

第1のポーズ

最初のポーズは回転になります。
こちらのポーズでは、チャクラの回転の活性化と
グランディングを目的として行うので、
高速で回ること、そして、つま先立ちなどで
回らずに地に足を付けて回るのがポイント！

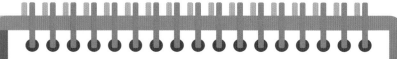

- ☑ 脳と脊髄の流れを助けるので、
頭がスッキリして頭痛の予防や
頭の浮腫みを軽減してくれます。
- ☑ 全身にくまなく血流を送り届けてくれ、
身体の緊張がとれ肩こりに効きます。
- ☑ 腕を引き締めてくれ、腕に骨粗鬆症のある人は
症状を緩和させてくれます。

1

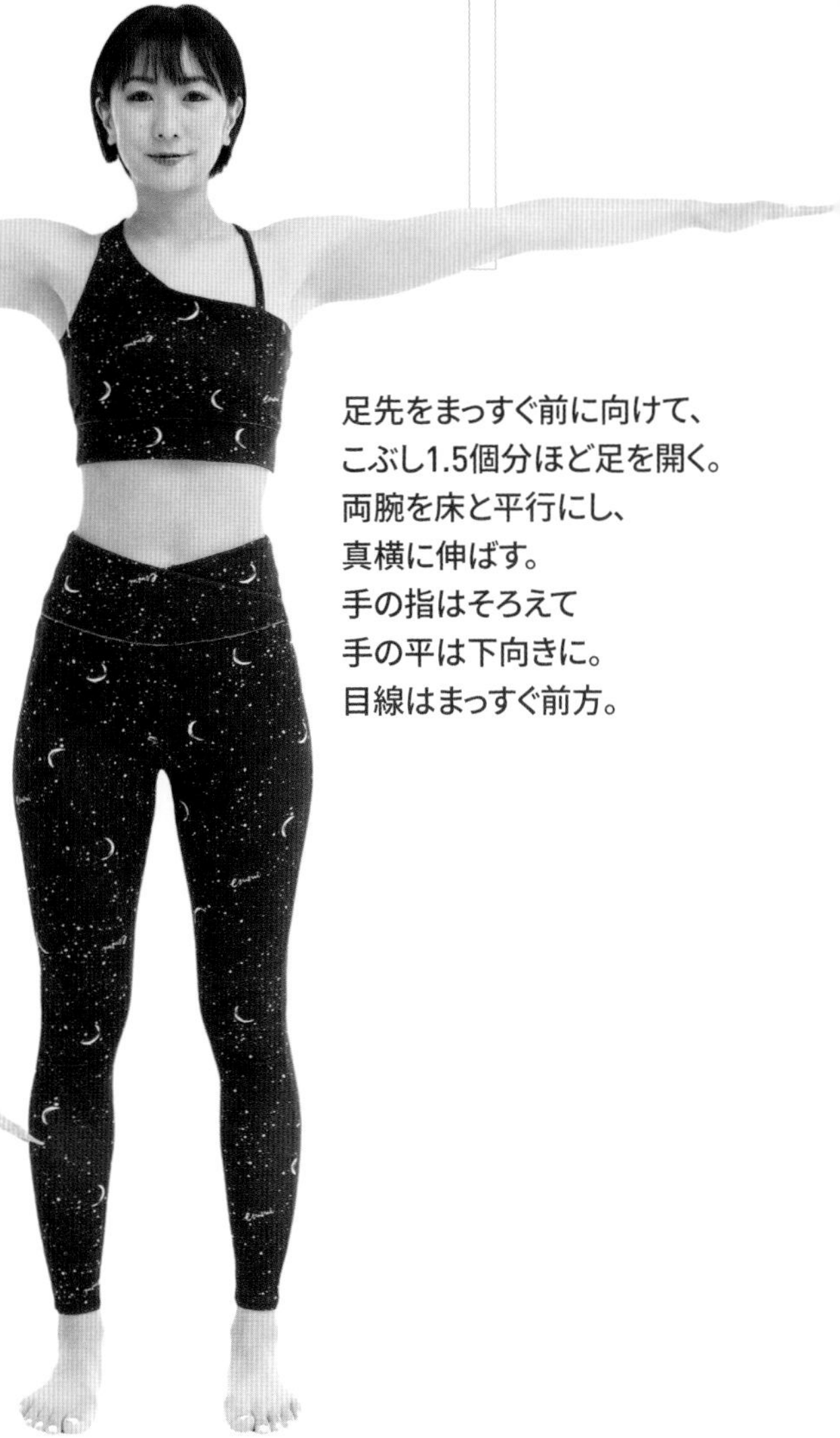

足先をまっすぐ前に向けて、
こぶし1.5個分ほど足を開く。
両腕を床と平行にし、
真横に伸ばす。
手の指はそろえて
手の平は下向きに。
目線はまっすぐ前方。

NG

腕はまっすぐ真横へ
伸ばしましょう！
指先から氣が
出ていると思って、
ピッと力を入れます！

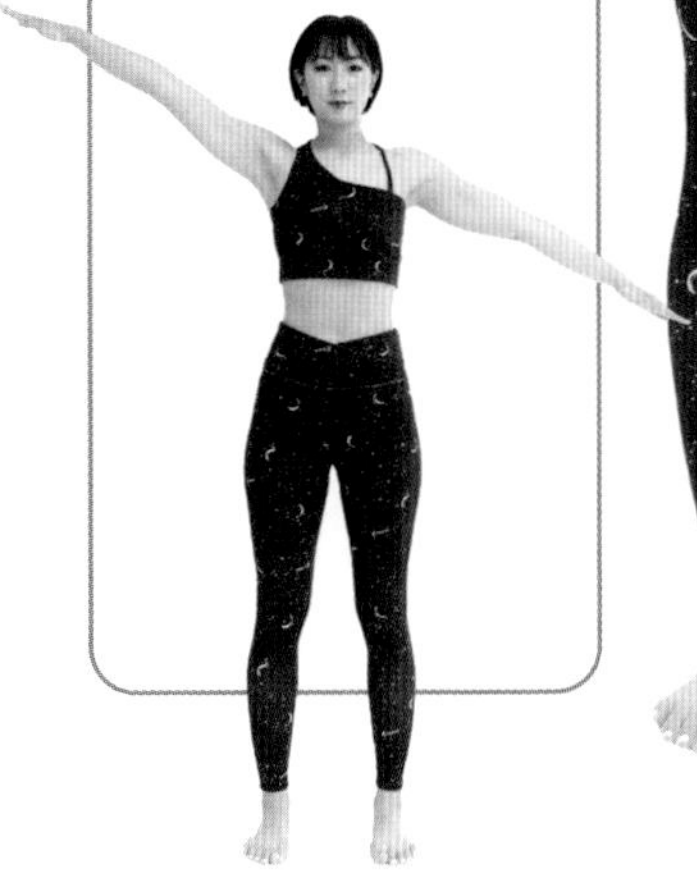

時計回り(右回り)に円を描くように回転。
回転中も腕の力はしっかり入れて、
下りないようにする。
チャクラを活性化させるために、速く回る。
回数が増えてきたら、始めはゆっくり、
徐々にスピードを上げ、最後は再びゆっくり回る。

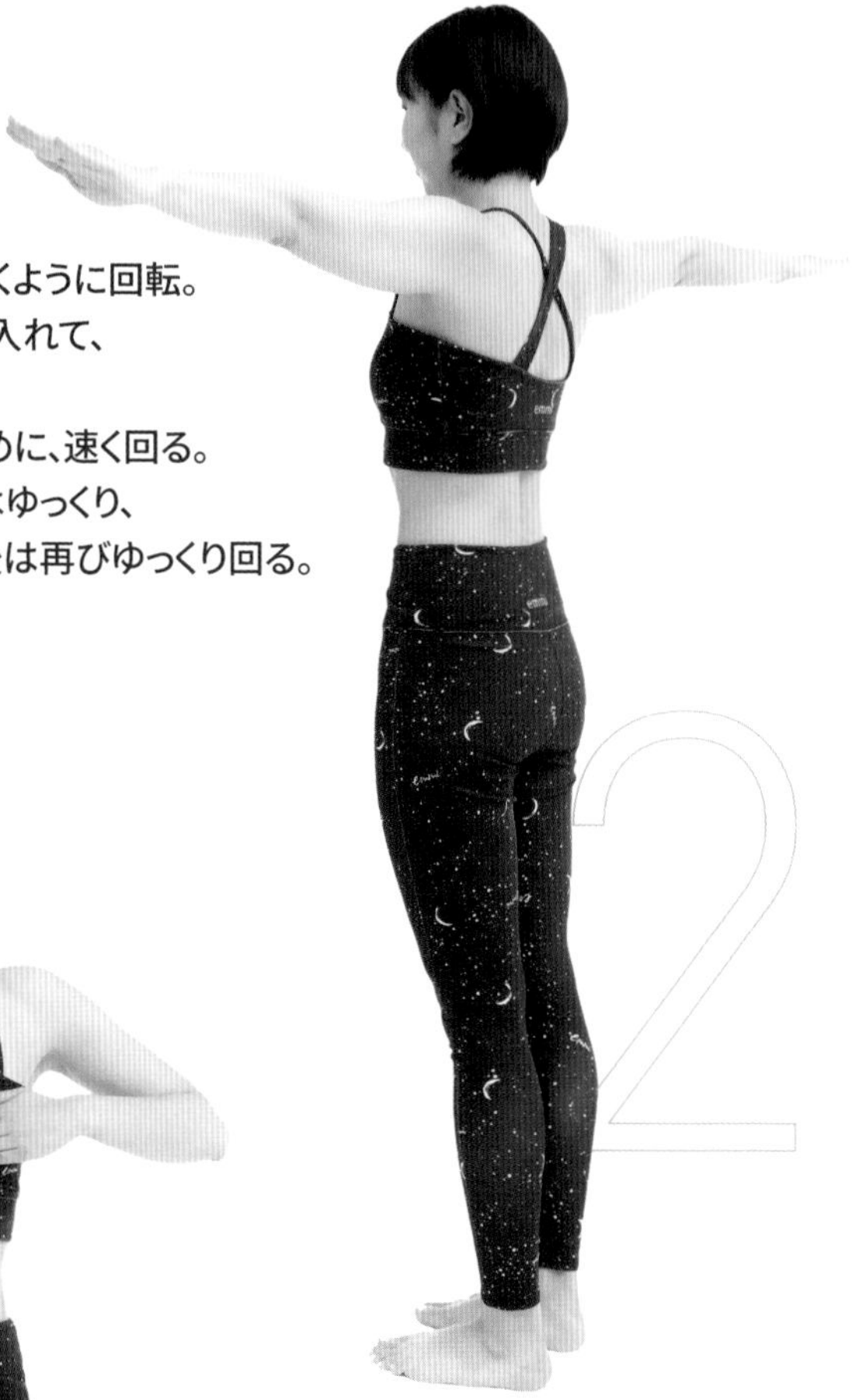

2

3

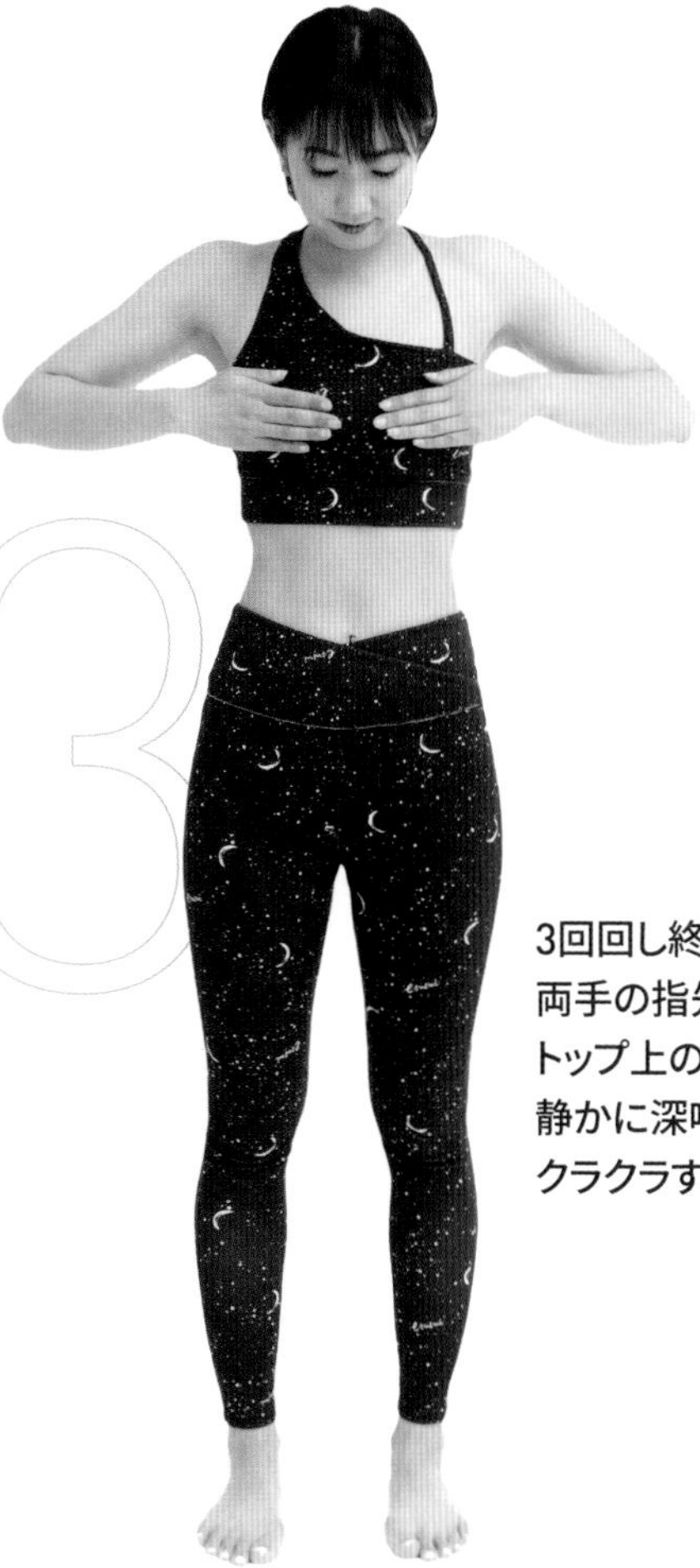

3回回し終わって正面へ戻ったら、
両手の指先を乳房のトップと
トップ上の真ん中辺におき、目線は指先へ。
静かに深呼吸をし、
クラクラするのがおさまったら手を下ろす。

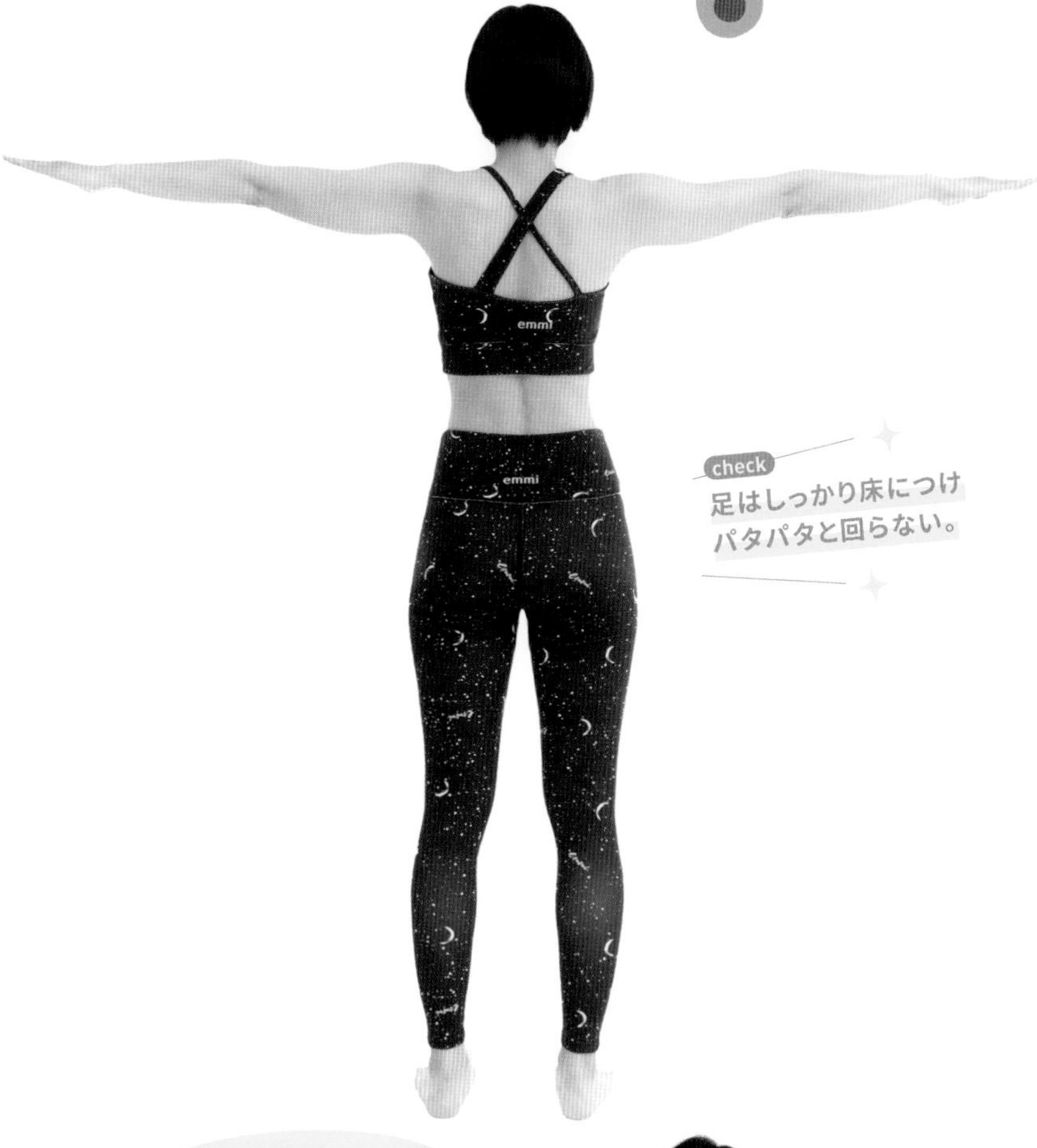

check
足はしっかり床につけ
パタパタと回らない。

トキメキポイント

活力が出て、
回転のように
フットワークが軽やかに！

三半規管も整い、
乗り物酔いしにくくなります！

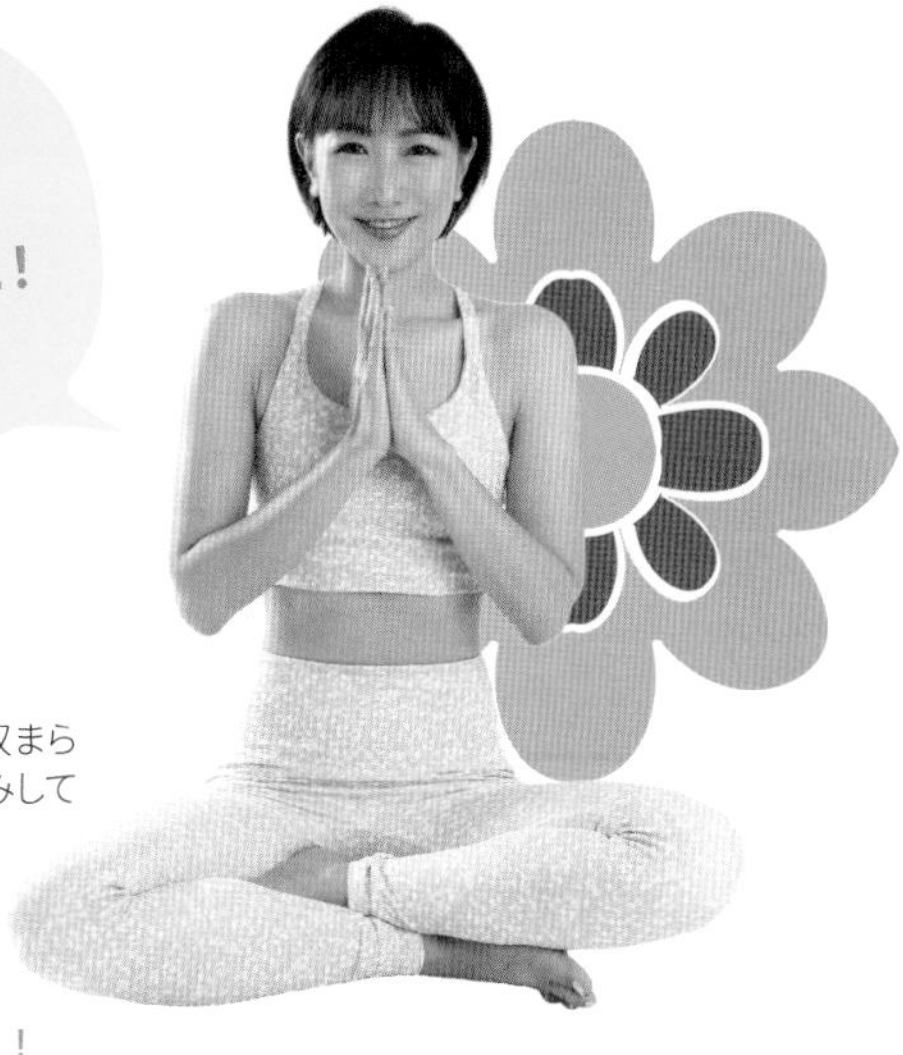

※手を胸に当てても気持ち悪さが収まらない場合は、回転はしばらくお休みして他のポーズだけ行ってください。

行動的になる！

第2のポーズ

続いてのポーズは腹筋になります。
呼吸に合わせて頭と足を同時に上げる。
足は音をさせないように
ゆっくりとおろすことがポイント！

- ☑ 腹筋がつくことにより、お腹のぽっこりをなくしてくれます。
- ☑ 脚の浮腫みを改善し、脚のラインをきれいにしてくれます。
- ☑ 冷え性を改善してくれます。
- ☑ 甲状腺、副腎、腎臓、消化器系の内臓器官、前立腺や子宮などの生殖器と生殖腺に対する回復効果があります。
- ☑ 月経不順や更年期障害の症状の緩和もしてくれます。
- ☑ 腰と首の関節炎を患う人や、脚、腰、骨盤、首に骨粗鬆症のある人にも効果があります。
- ☑ 喉、上腹部、下腹部、尾骨にある チャクラの回転速度もあげてくれます。
- ☑ 全身の歪みの自動調整を促進してくれます。

1

仰向けになって、足をそろえて伸ばす。
腕は身体につけて肩から手の平まで
しっかり床を押さえつけるように。
（胸を張るイメージ）

check
足は閉じて
そろえる！

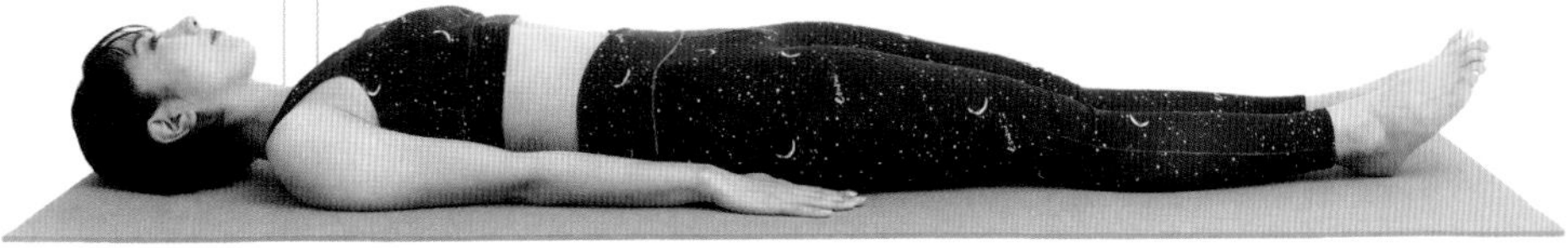

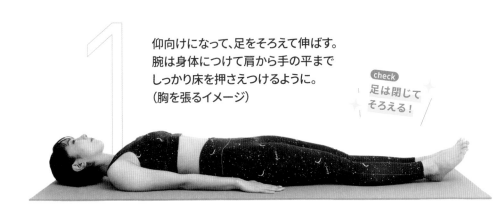

check
肩から腕、手までを
しっかり床につける！

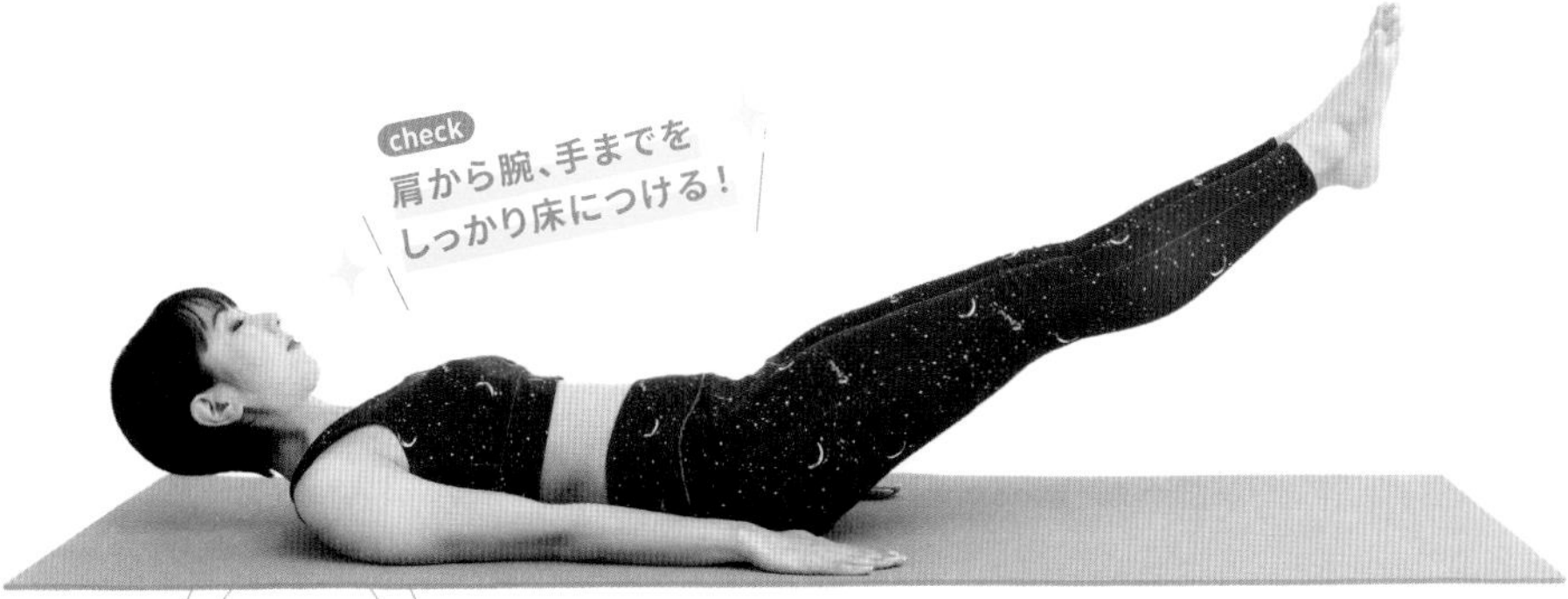

2

まず、お腹に溜まっている息を、口からフーっと吐ききる。
続いて、鼻から息を吸いながら、足と頭を同時に上げていく。
肩が浮かないように、頭だけを上げ、
おへそを見ながらあごを胸に近づけるイメージで。

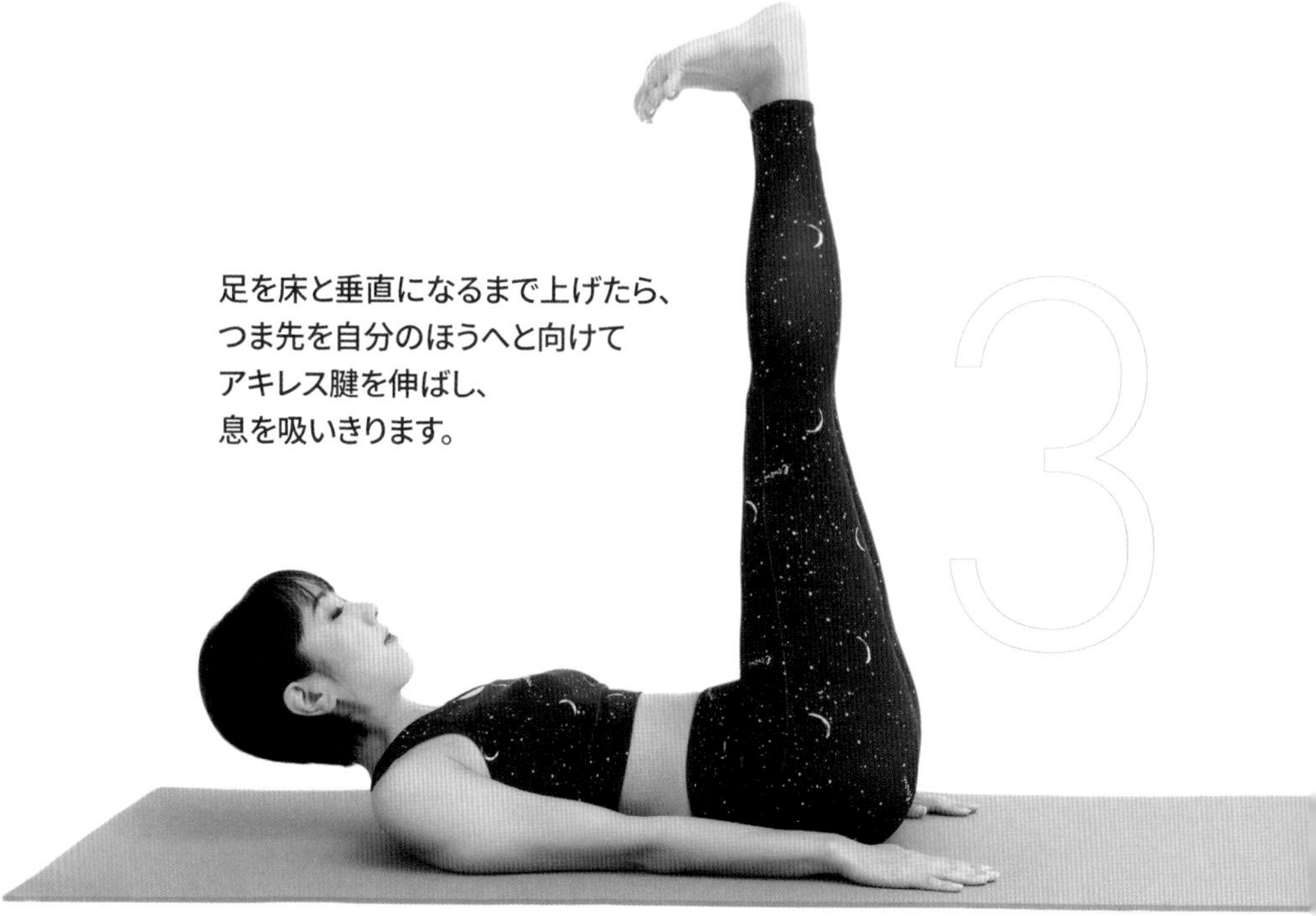

足を床と垂直になるまで上げたら、
つま先を自分のほうへと向けて
アキレス腱を伸ばし、
息を吸いきります。

3

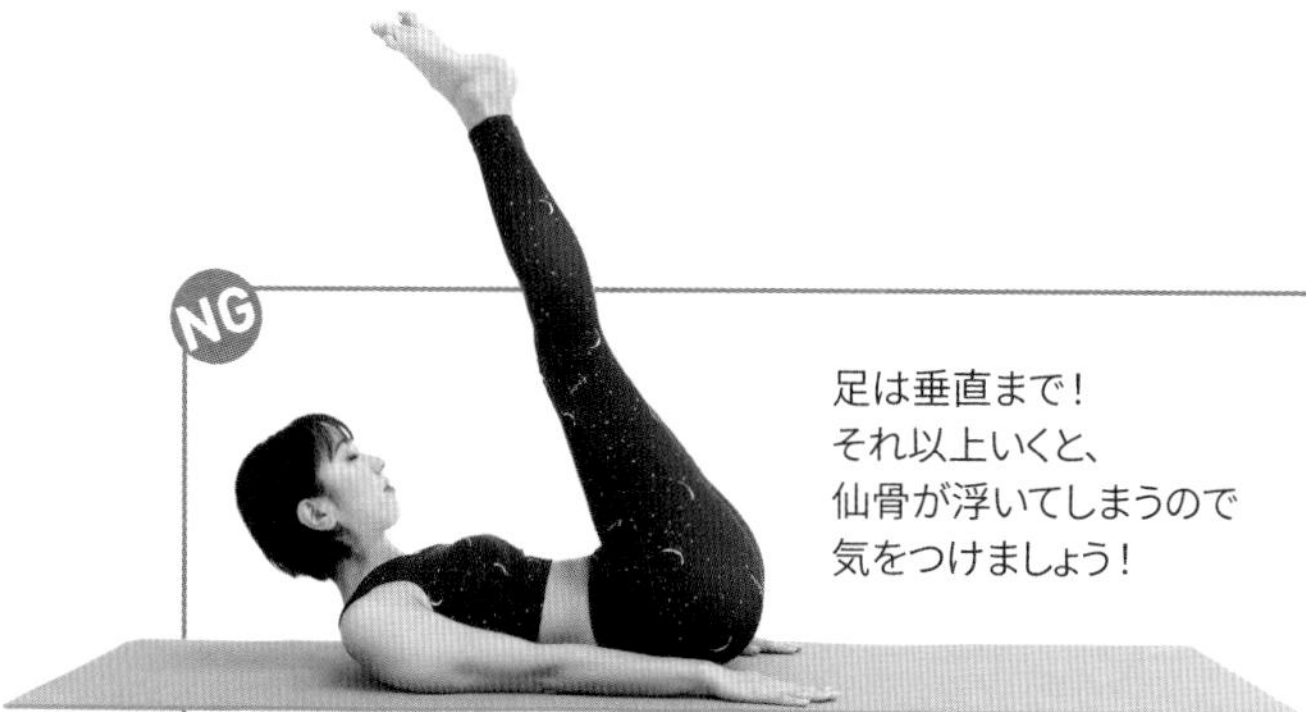

NG

足は垂直まで！
それ以上いくと、
仙骨が浮いてしまうので
気をつけましょう！

ポーズができない方は こちらの替えのポーズ！

1 足を腰幅に開き、足を立てます（目線はお腹）。
足先は平行に向け、腕を身体につけます。

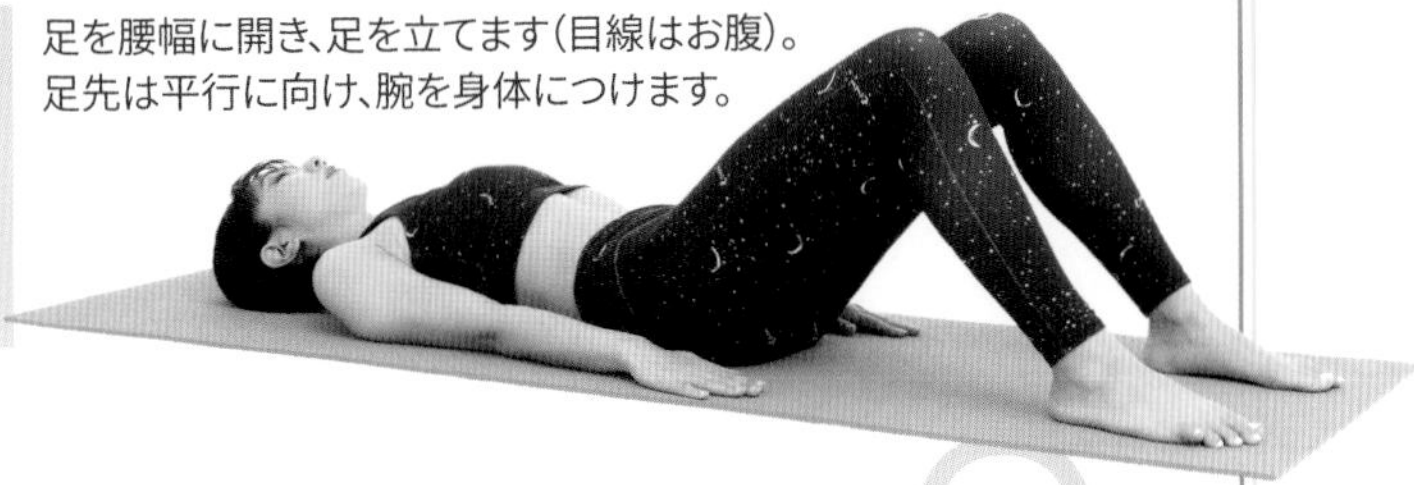

2 鼻から息を吸いながら、頭とお尻を持ち上げて、
吸いきったら吐きながら頭とお尻をゆっくりと下ろします。
足と頭を下ろし、息を吐ききったら、
リラックスして腹式呼吸のまま整える。

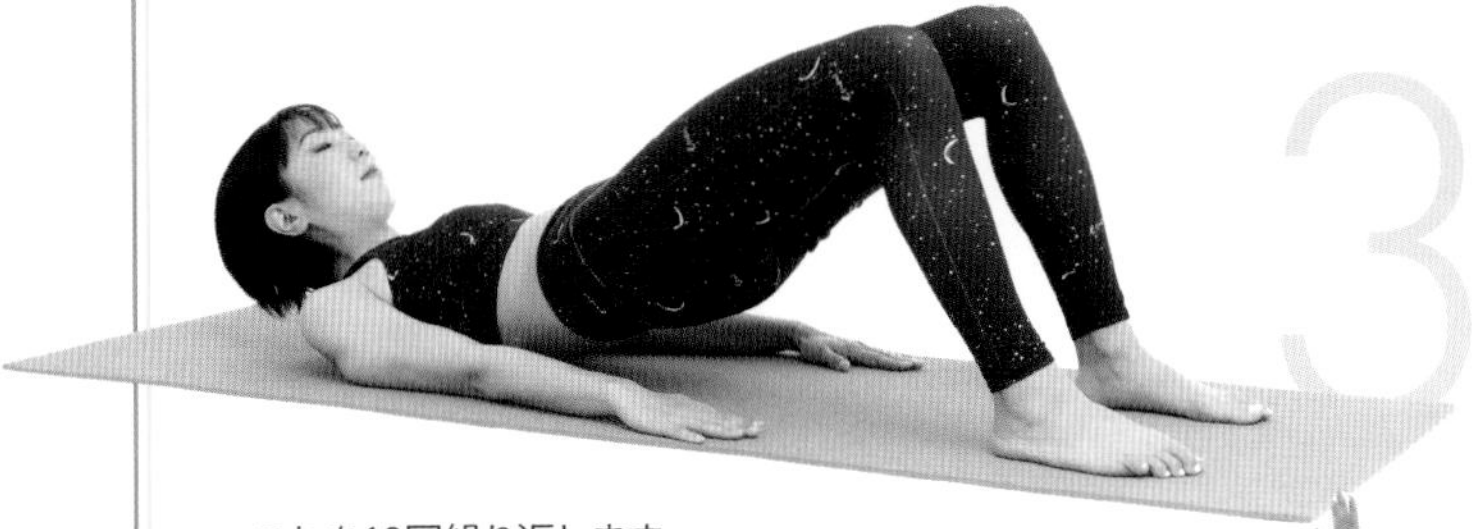

3 これを10回繰り返します。
（首が痛い方は首のところにタオルを巻いて入れましょう！）

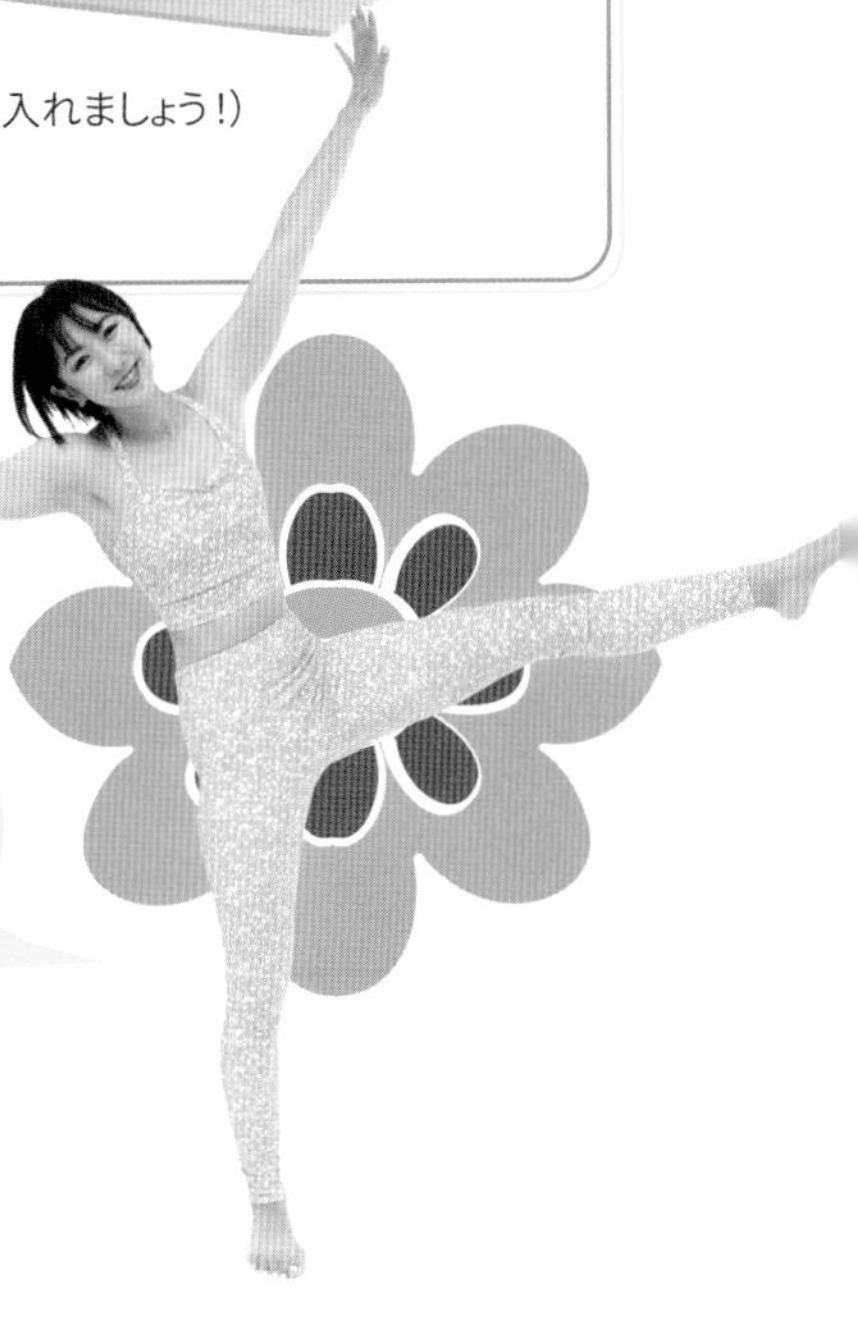

トキメキポイント

途中、きついと感じたら 寝るポーズで休みながら深呼吸。

無理をしないことによって、
身体も心もより整えやすくなります。
他のポーズもきついと感じたら、
深呼吸し休憩しましょう！

言いたいことを
表現できるようになる！

第3のポーズ

続いてのポーズは、背筋になります。
このポーズは、足先をしっかりと立て、
腰は反らさずに、
腰から上だけで反ることがポイント！

- ☑ 胸筋のストレッチになるので、気道が開き呼吸がしやすくなる。
- ☑ インナーマッスルが伸びて、
腰痛、反り腰、猫背の改善になります。
- ☑ 甲状腺、副腎、腎臓、消化器系の内臓器官、前立腺や
子宮などの生殖器と生殖腺を若返らせてくれます。
特に更年期や月経不順の女性には効果的です。
- ☑ 第2・4・5のポーズと同様に
更年期障害や月経不順に効果的です。
- ☑ 副鼻腔の詰まりを取り、首と背中上部の関節炎の症状を
解消してくれます。
- ☑ 喉と上腹部、下腹部のチャクラを始めとして
チャクラの回転速度が上がり、
活力のエネルギーを増加させてくれます。

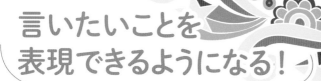

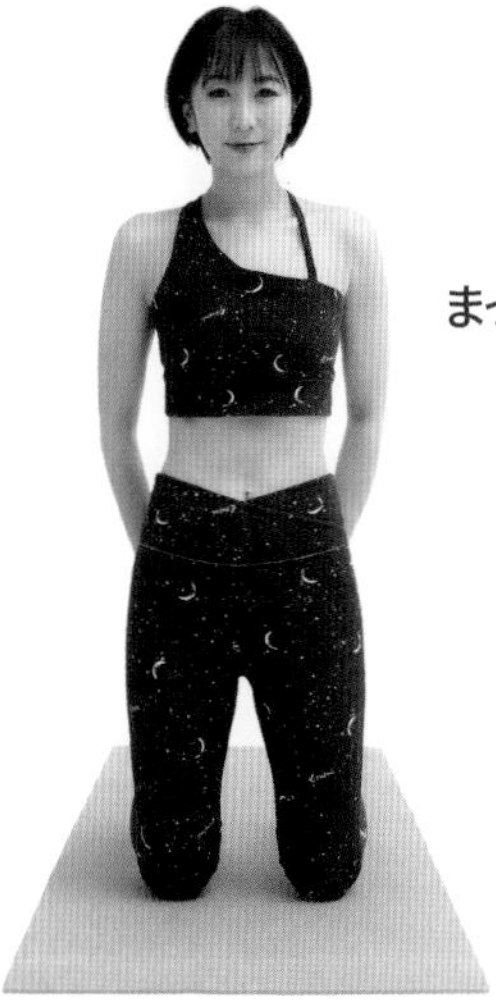

まっすぐ前を見る。

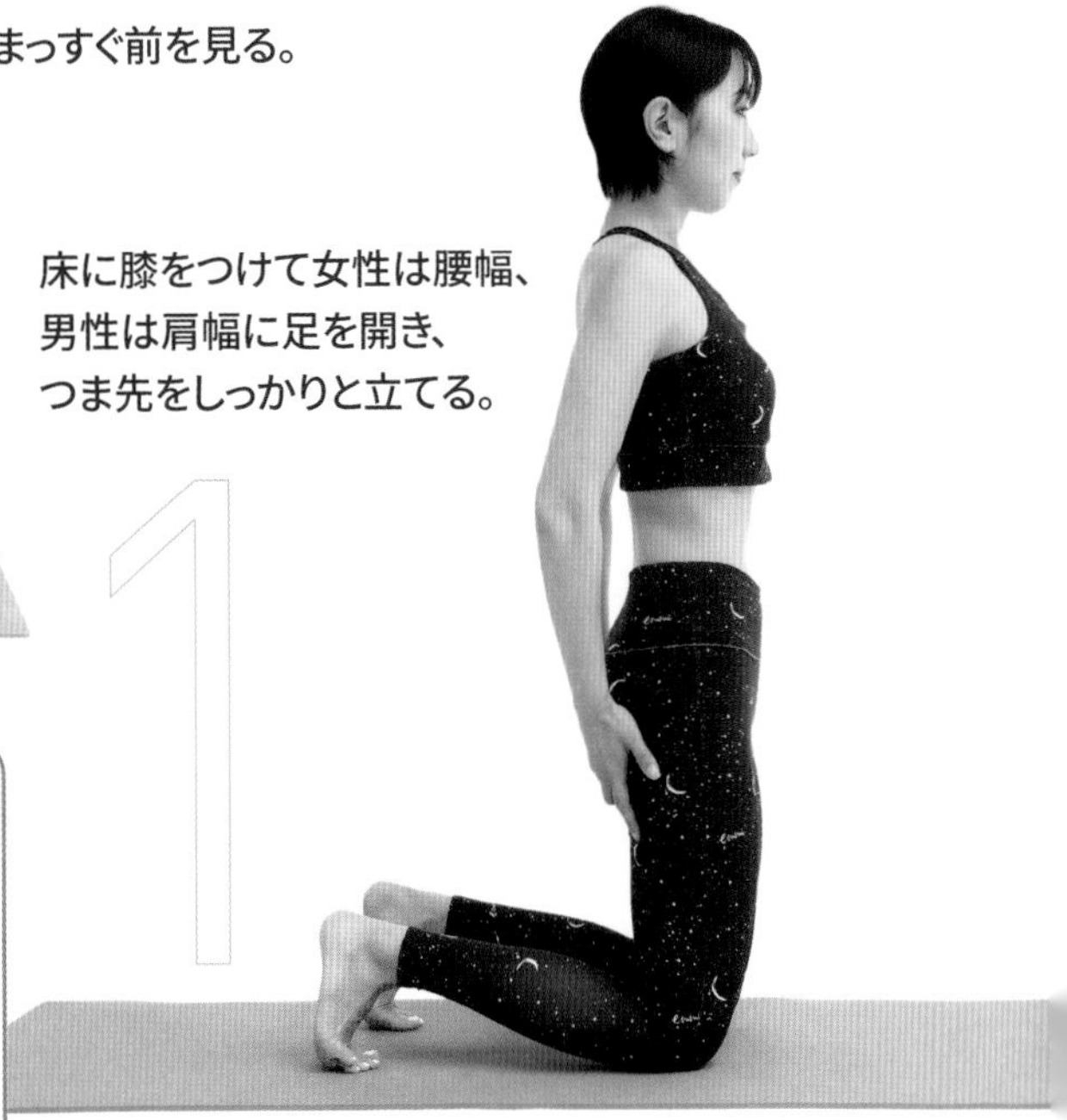

床に膝をつけて女性は腰幅、
男性は肩幅に足を開き、
つま先をしっかりと立てる。

1

NG
足裏から氣が
出入りするのでしっかり、
足を立てましょう！

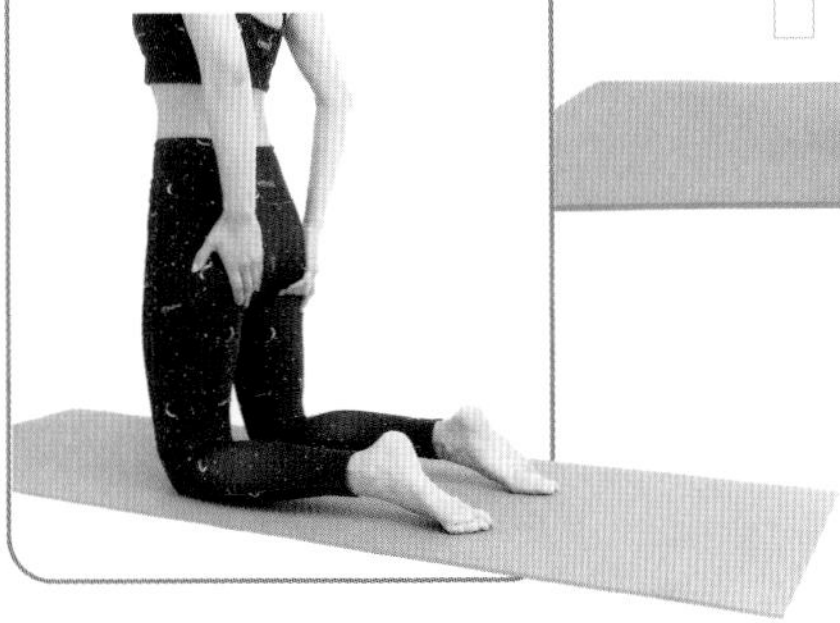

顔はまっすぐ前を向き、
頭、首、肩、腰まで
定規が入っているかのように
姿勢をよくします。

腰が弱い方は腰に手をおき、
それ以外の方は
お尻の付け根に手をおく。

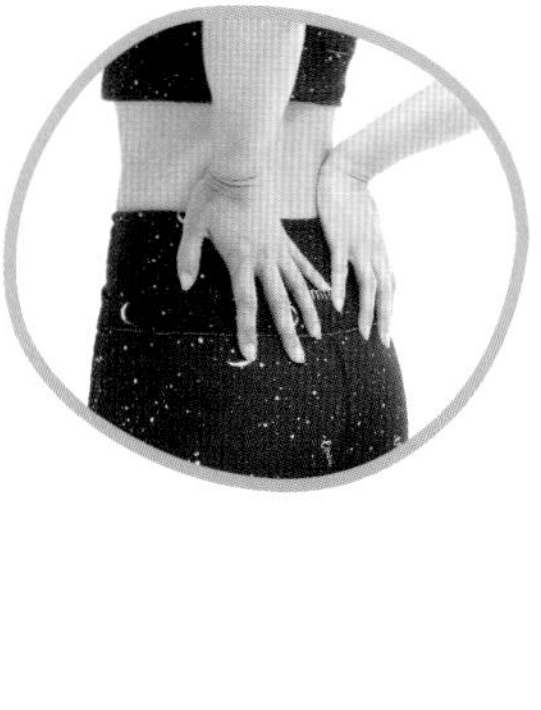

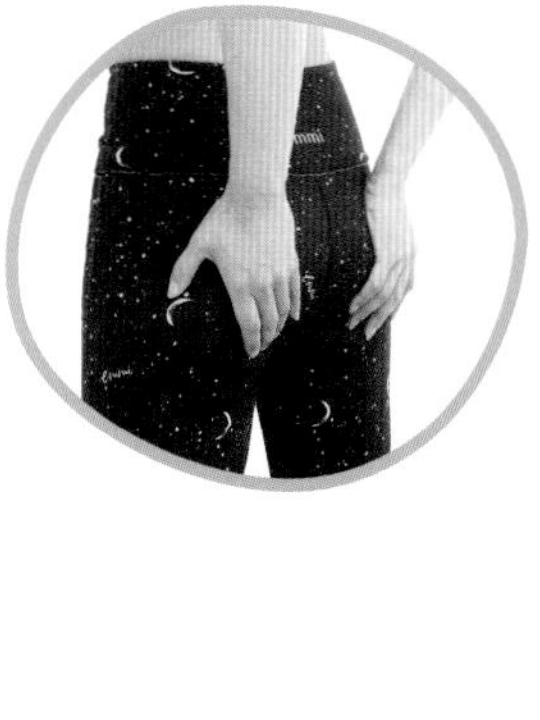

口からゆっくりと息を吐きながら、
あごをデコルテへと付けるイメージで
息を吐ききります。

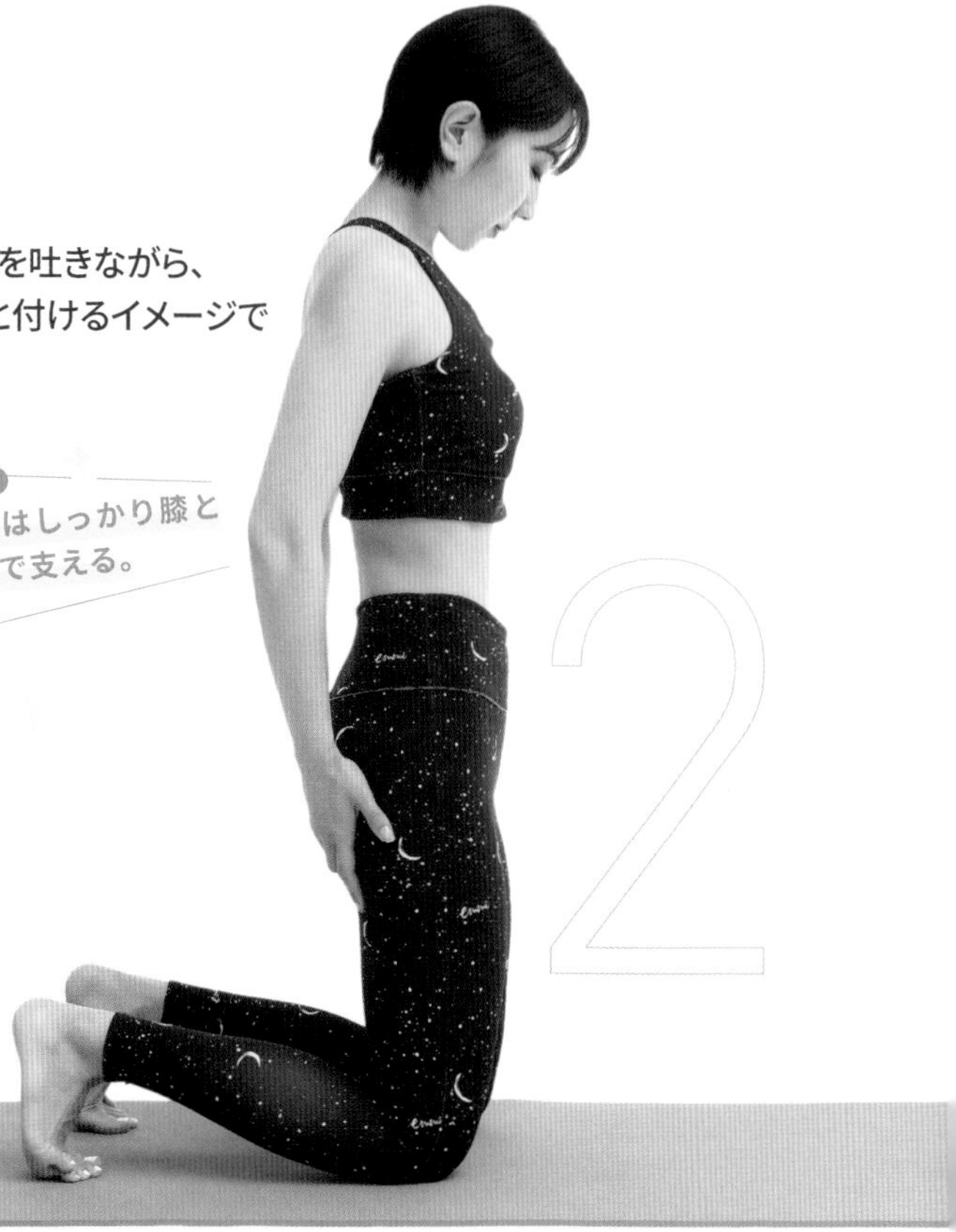

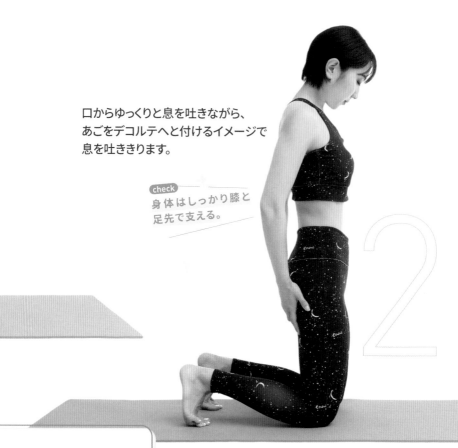

check
身体はしっかり膝と
足先で支える。

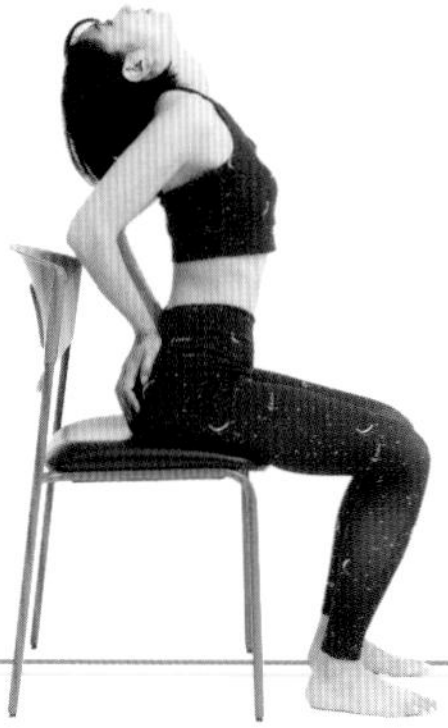

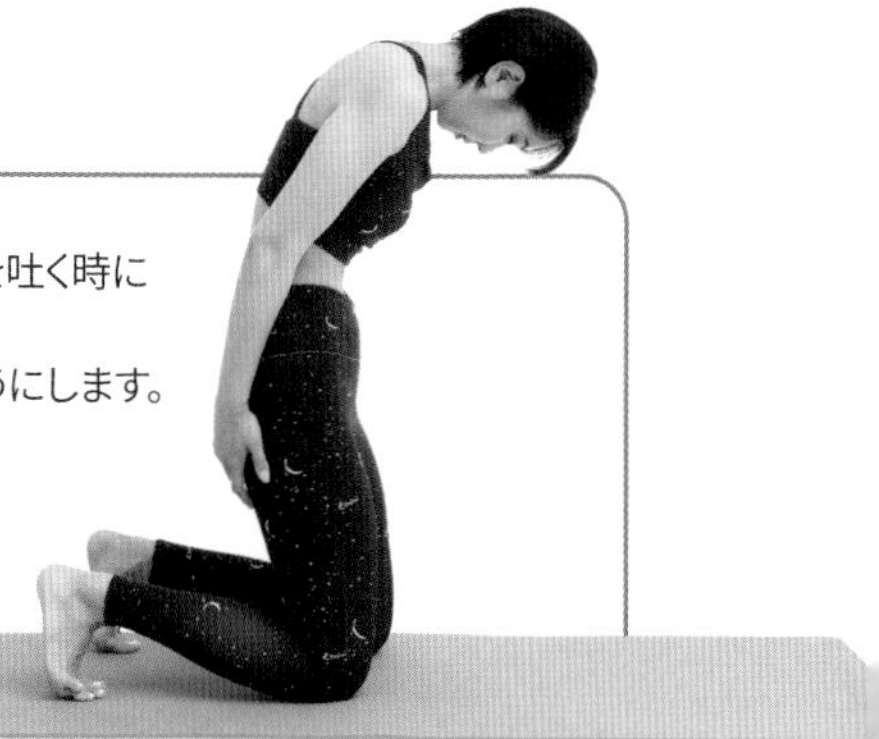

NG
戻ってきた時や息を吐く時に
頭を下げ過ぎて
猫背にならないようにします。

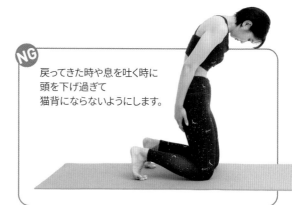

3

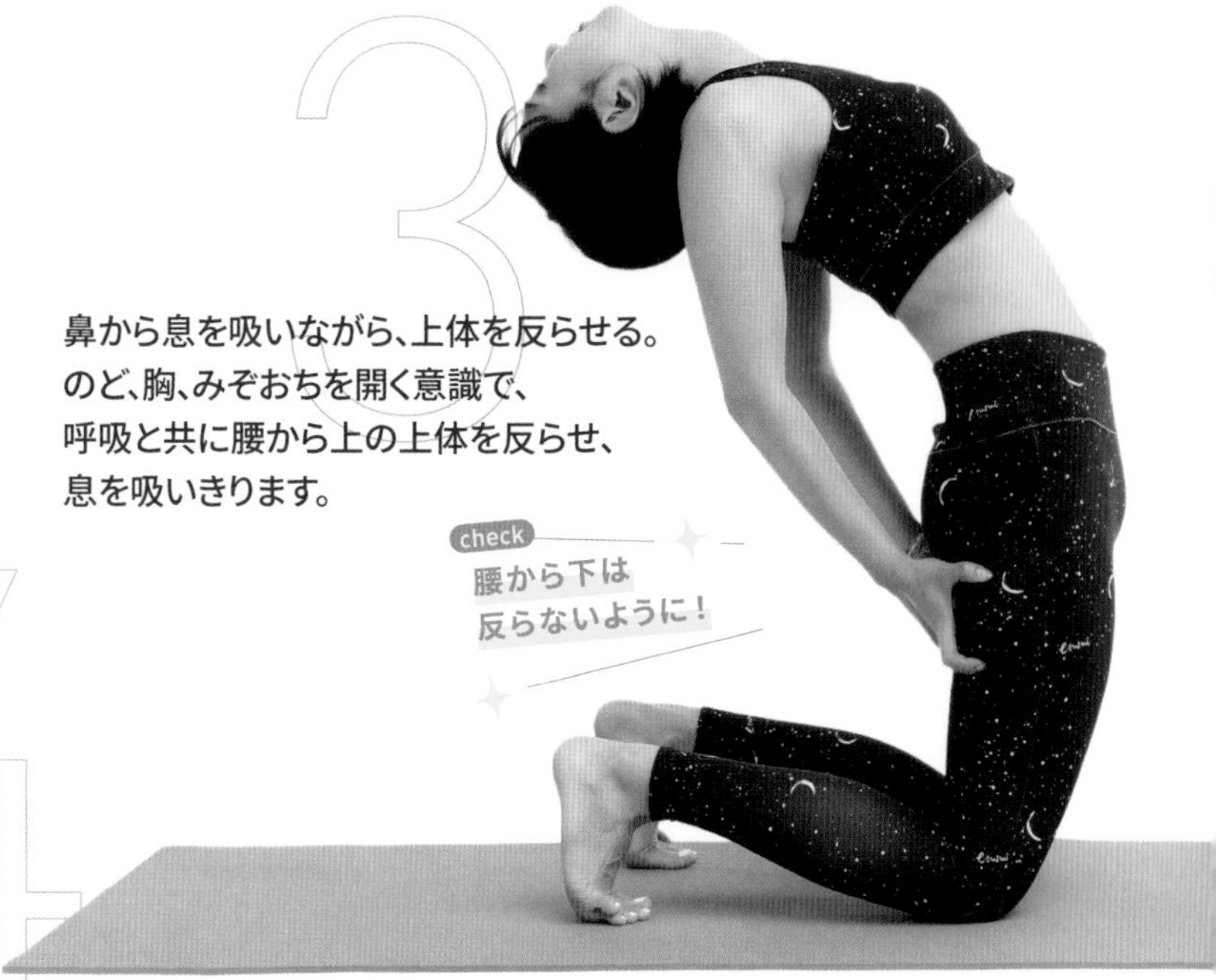

鼻から息を吸いながら、上体を反らせる。
のど、胸、みぞおちを開く意識で、
呼吸と共に腰から上の上体を反らせ、
息を吸いきります。

check
腰から下は
反らないように！

4

息を吸い切ったら、口から息を吐きながら、
2の位置までゆっくり上体を戻します。
この時、丹田を意識し、身体がグラグラしないようにします。
2〜4を回数分繰り返します。

膝が痛くて
右のポーズが
できない方は
椅子に座り
行ってください！

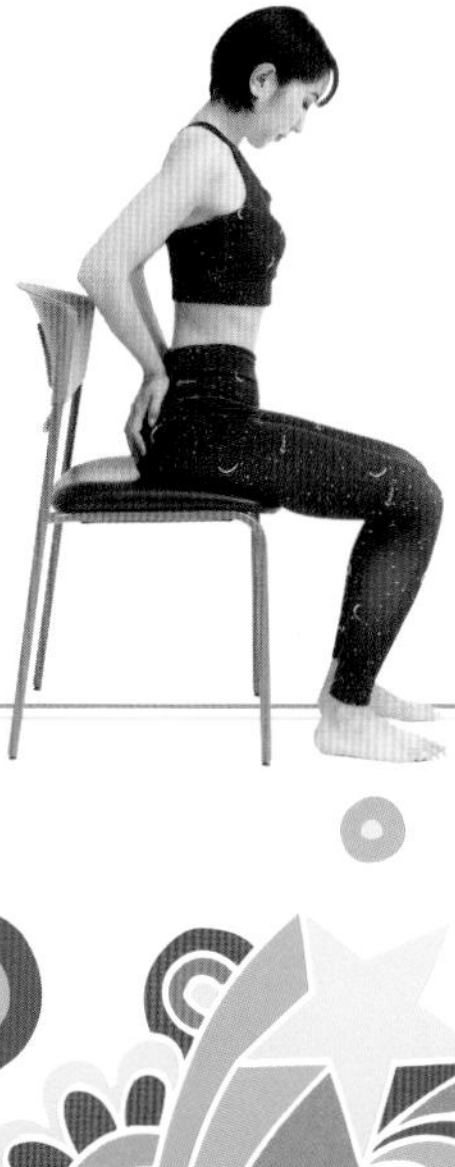

トキメキポイント

首肩まわり、デコルテライン、
フェイスラインが美しくなります！

しっかり息を吐ければ、
内臓を上へ上げることもできます。
意志も強くなって、自己実現しやすくなります。

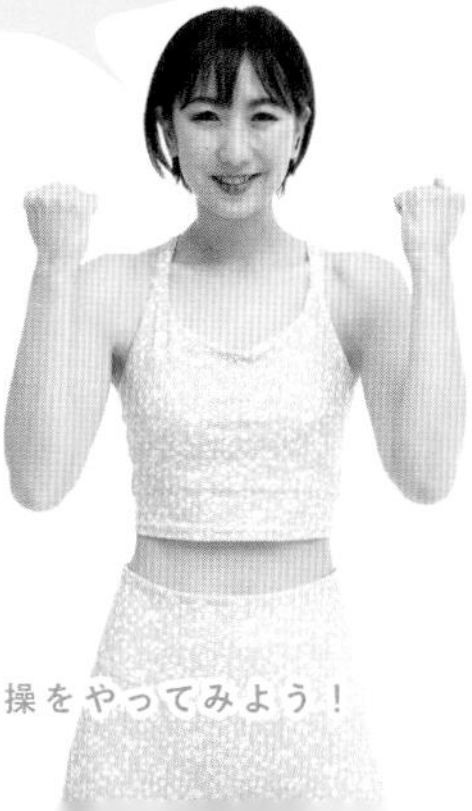

感謝の気持ちが
湧いてくる！

第4のポーズ

続いてのポーズは、テーブルの形のポーズ。
こちらのポーズは唯一、呼吸を止めるポーズ。
腕と脚でテーブルのような形になり、
身体を支えるのがポイント！

- ☑ お尻の筋肉がつき、ヒップアップ！
- ☑ 甲状腺、副腎、腎臓、消化器系のすべての器官、前立腺や子宮などの生殖器と生殖腺を若返らせてくれます。
- ☑ お腹、横隔膜を引き締め、お腹、脚、腕を強くし、腰痛と脚や首のこわばりに効果的です。
- ☑ 第2・3・5のポーズと同様、月経不順や更年期障害を緩和させてくれます。
- ☑ 腕と脚の骨粗鬆症を改善し、腰、背中、肩、手、脚に関節炎のある人の症状を緩和させてくれます。

check
手の指先は
足のほうへ向ける。

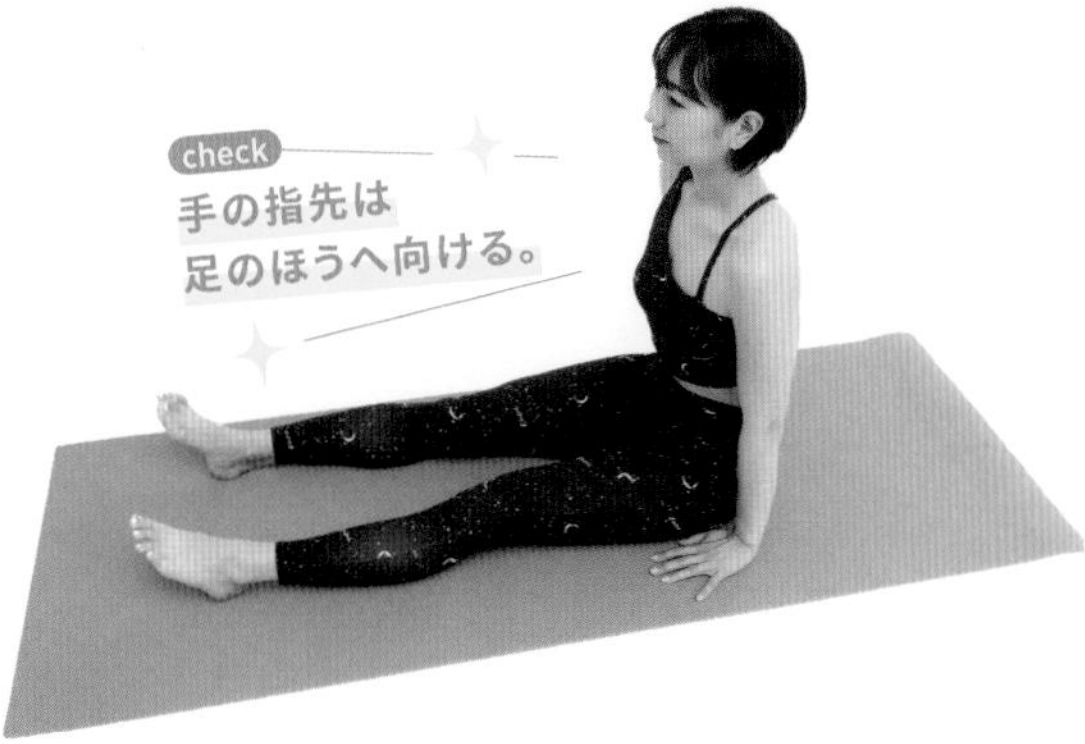

1

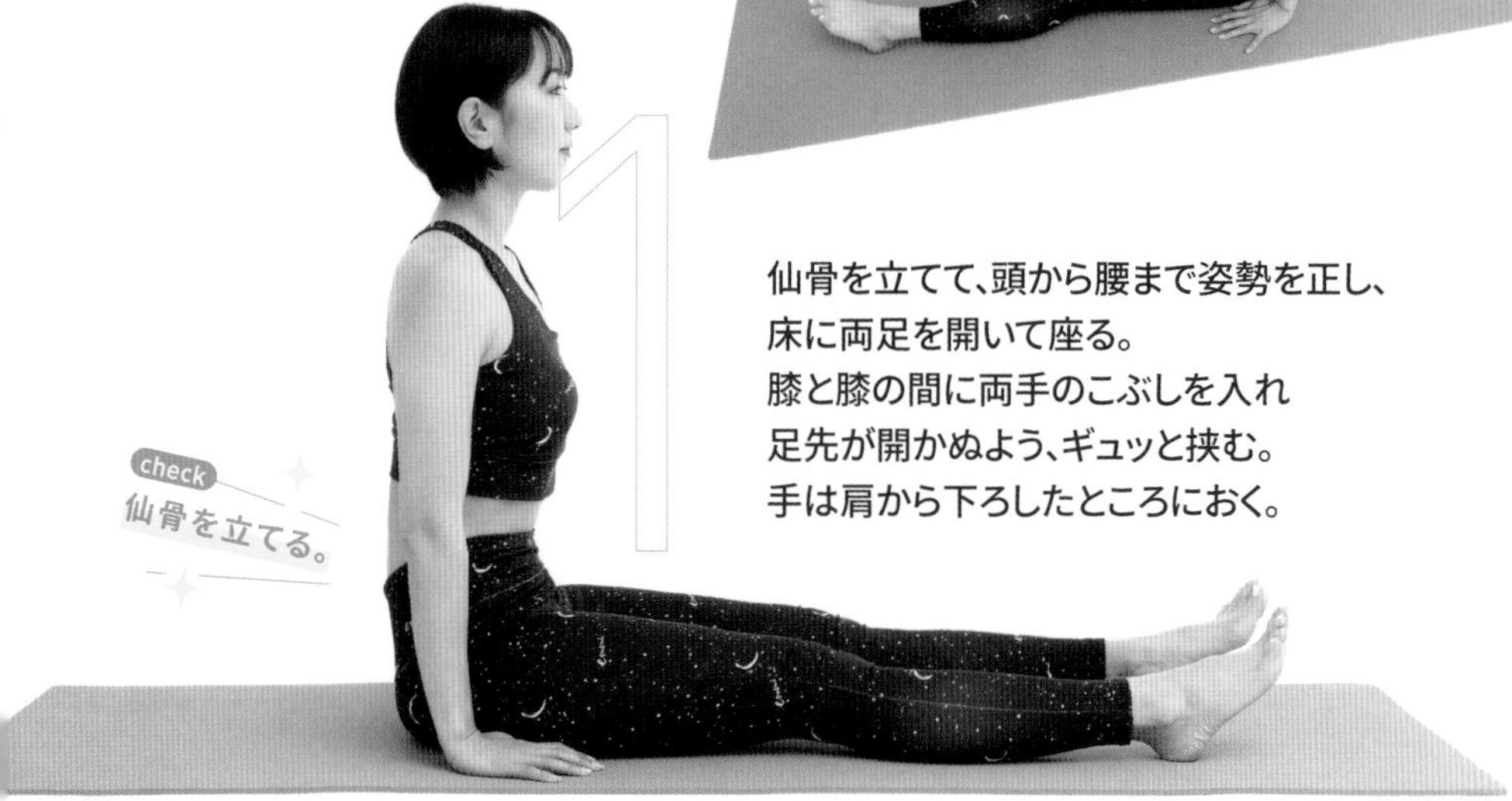

check
仙骨を立てる。

仙骨を立てて、頭から腰まで姿勢を正し、
床に両足を開いて座る。
膝と膝の間に両手のこぶしを入れ
足先が開かぬよう、ギュッと挟む。
手は肩から下ろしたところにおく。

2

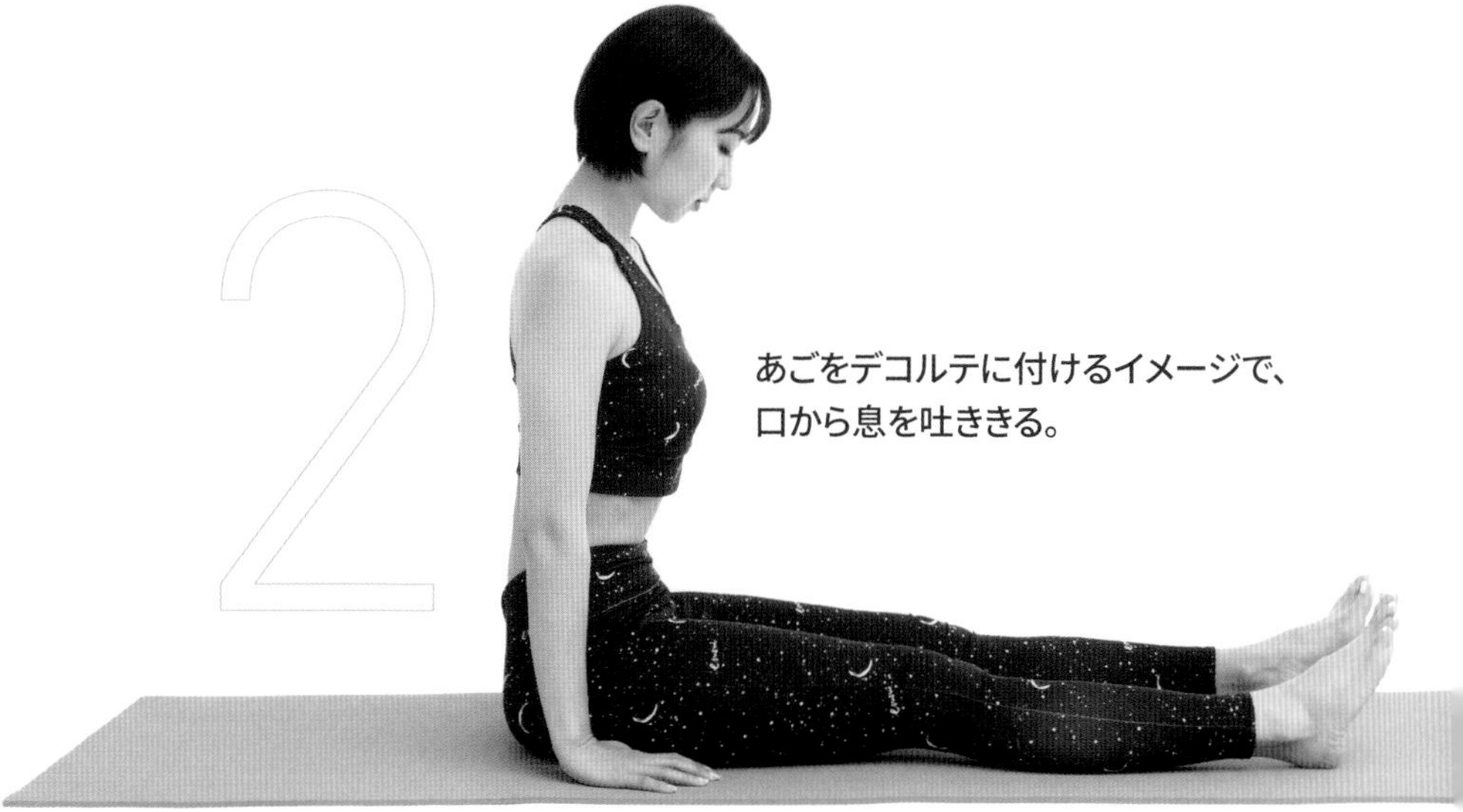

あごをデコルテに付けるイメージで、
口から息を吐ききる。

3

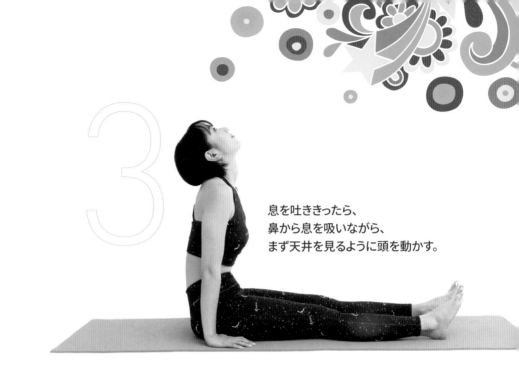

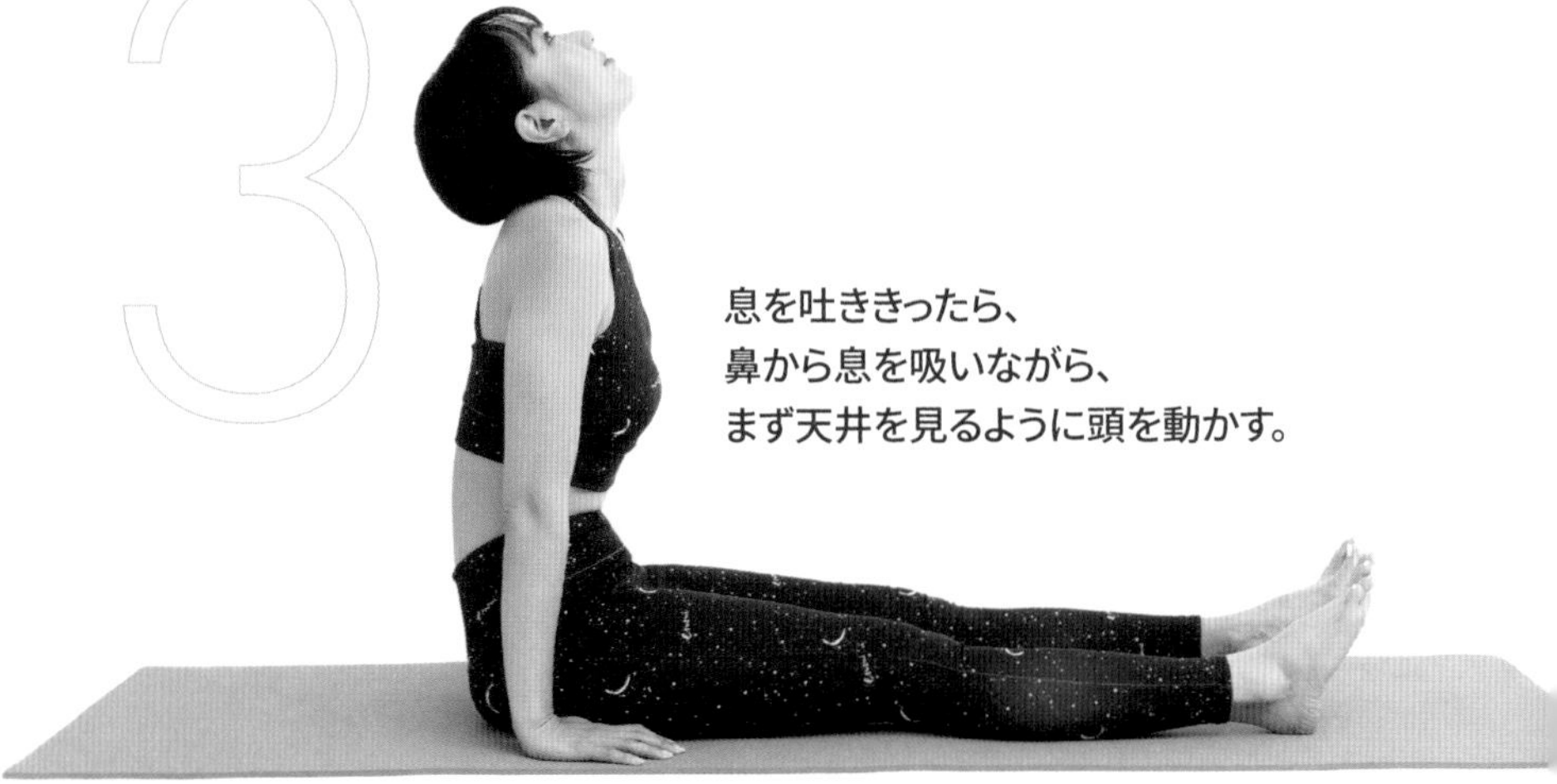

息を吐ききったら、
鼻から息を吸いながら、
まず天井を見るように頭を動かす。

4

check
息を吸い続ける。

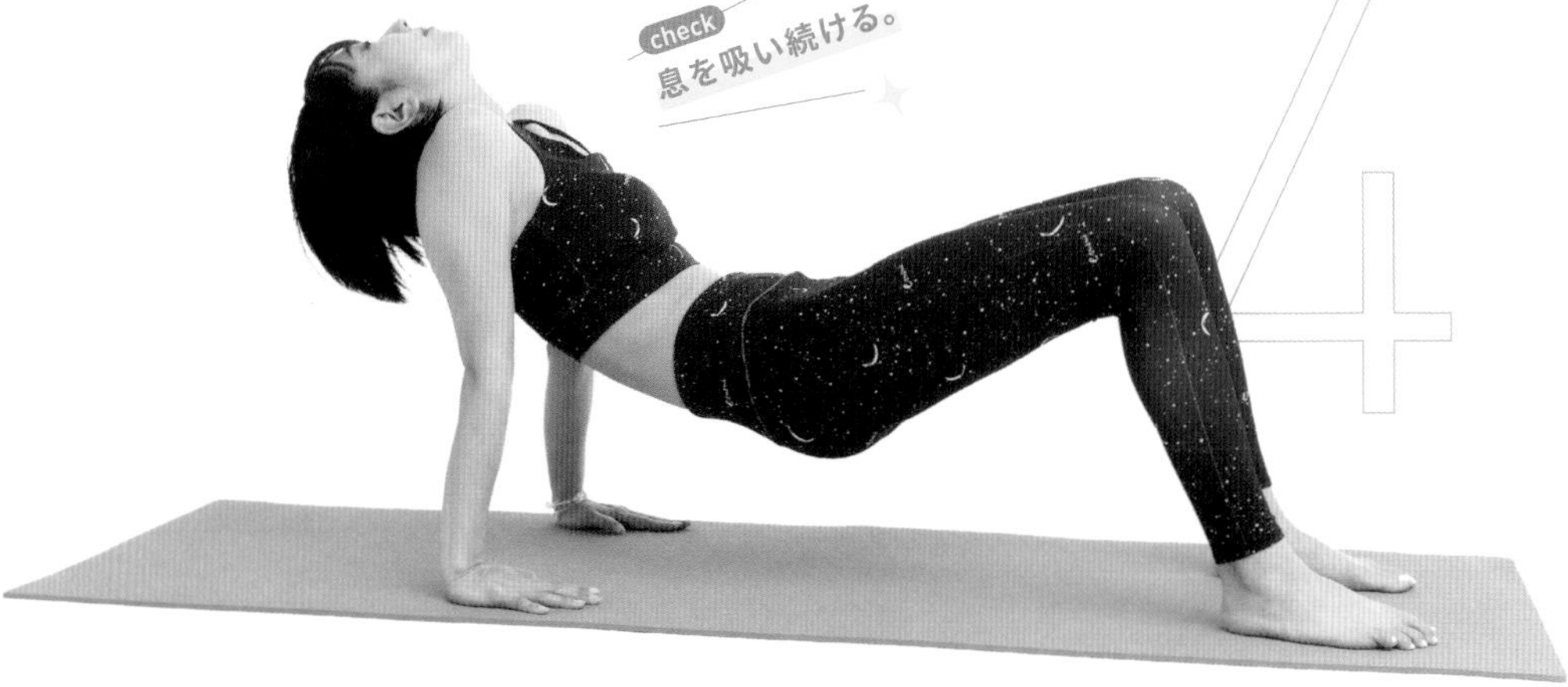

鼻から息を吸い続けながら、
お尻を前へとスライドさせるように持ち上げていく。

5

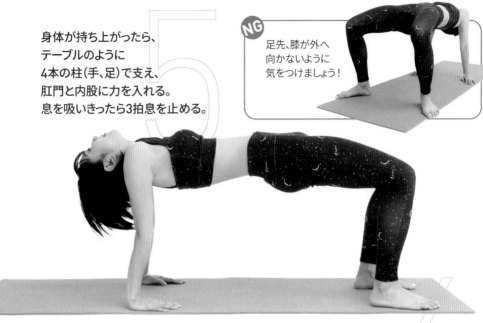

身体が持ち上がったら、
テーブルのように
4本の柱(手、足)で支え、
肛門と内股に力を入れる。
息を吸いきったら3拍息を止める。

NG

足先、膝が外へ
向かないように
気をつけましょう！

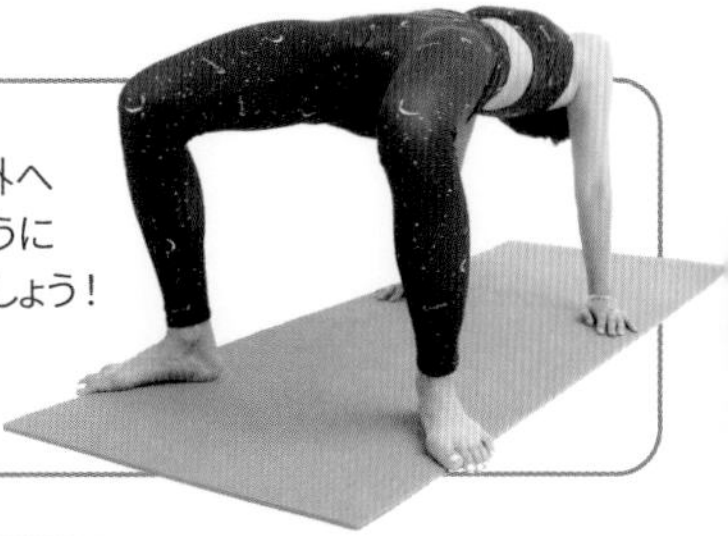

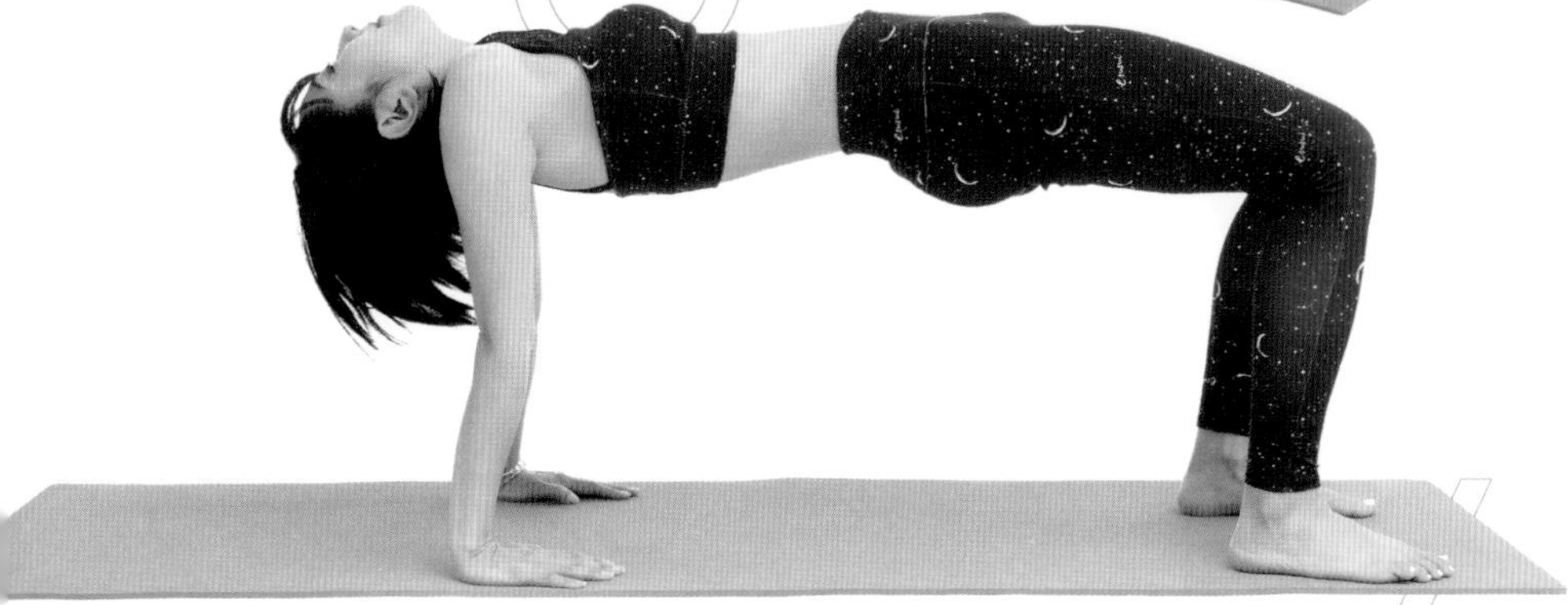

6

3拍息を止め終わったら、口から息を吐きながら、
肛門をゆるめて元の位置へ戻る。
2〜6までをその回数分続けて行う。
息が苦しくなった時は、
2のポーズで腹式呼吸をし、息を整える。

トキメキポイント

二の腕、ヒップライン、太ももなどのインナーマッスルから強化され美ラインに！

肩こりも軽減され、
首周りもスッキリ！

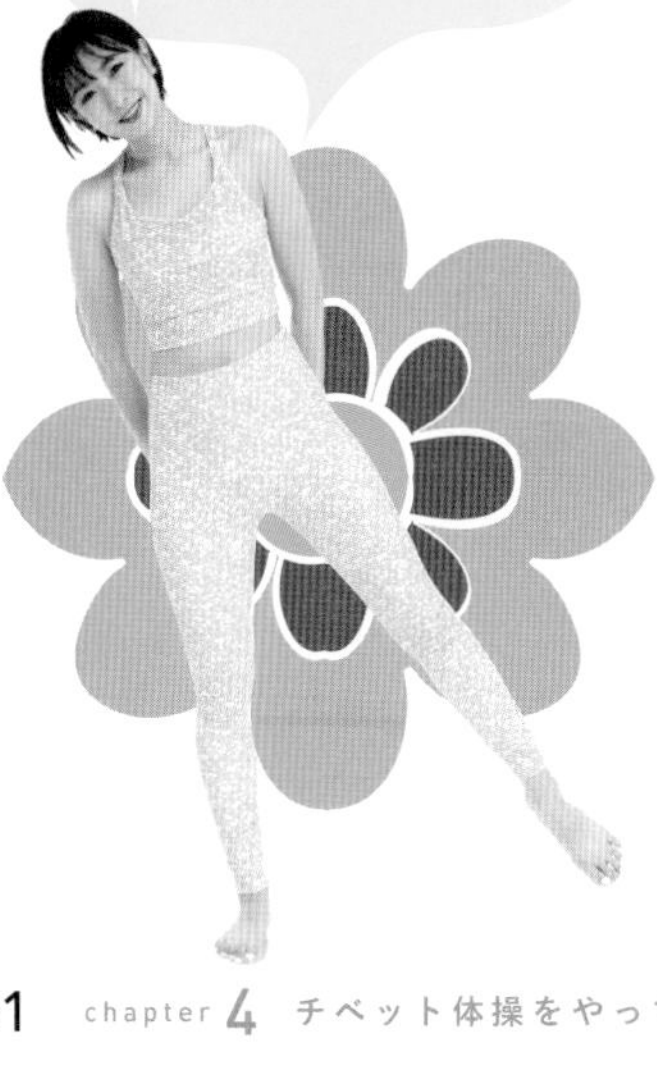

ポーズができない方はこちらの替えのポーズを！

足を腰幅に開き、
足を立てます。
足先は平行に向け、
腕を身体につけます。

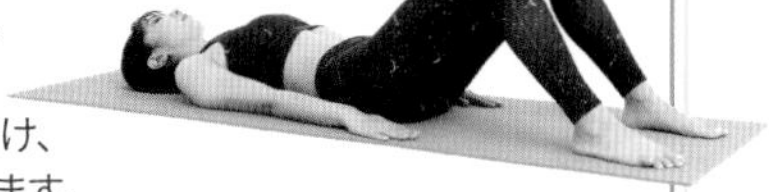

鼻から息を吸いながらお尻を持ち上げて、
肛門と内股に力を入れ吸いきったら上で3拍キープ。

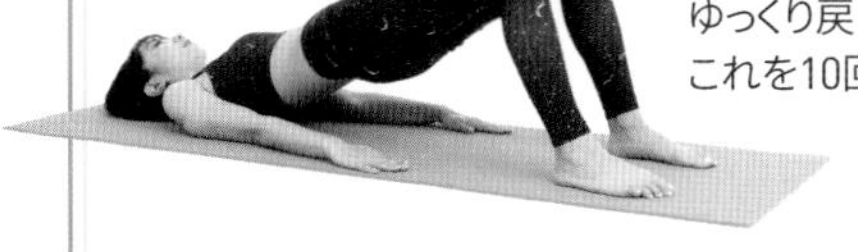

口から吐きながら
ゆっくり戻ります。
これを10回繰り返す！

直感が冴える！

第5のポーズ

最後のポーズは、
最初に腕立て伏せのように身体を持ち上げ、
そのあと、反る時も、山になる時も、
手足を動かさないのがポイント！

- ☑ 脚のラインが左右きれいになりまっすぐにしてくれます。
- ☑ 甲状腺、副腎、腎臓、消化器系のすべての器官、前立腺や子宮などの生殖器と生殖腺を若返らせてくれます。
- ☑ 深呼吸とエネルギーと活力を誘発し、すべてのチャクラの回転数を上げる。
- ☑ 腹、心筋、横隔膜を引き締め、腹、腕、脚を強くし腰痛や首のこわばりに効果的です。
- ☑ 第2・3・4のポーズ同様に更年期障害や月経不順などに効果的です。
- ☑ 反ることと山になることによって縦姿勢と横姿勢のバランスをとってくれます。

1

ヨガマットの端に足をおき、
肩幅くらいに開いて、うつぶせになる。
肘を曲げて、手の平を胸の横の床につける。

check
つま先を
しっかり立てる。

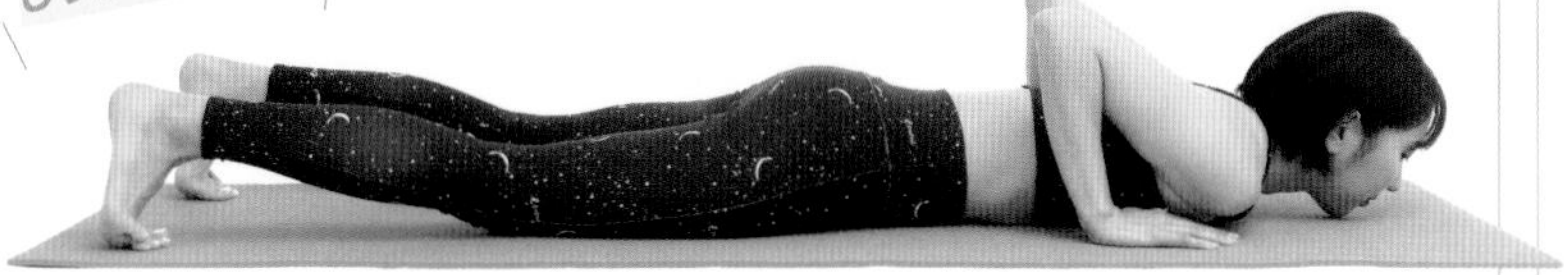

2

口から息を吐きながら、腕立て伏せのように
腕の力と腹筋で身体全体を
少し床から浮かせる（1〜5cm位）。
浮かない場合は、一瞬膝をつき、体を浮かせてもよい。

check
床から
全身を浮かせる。

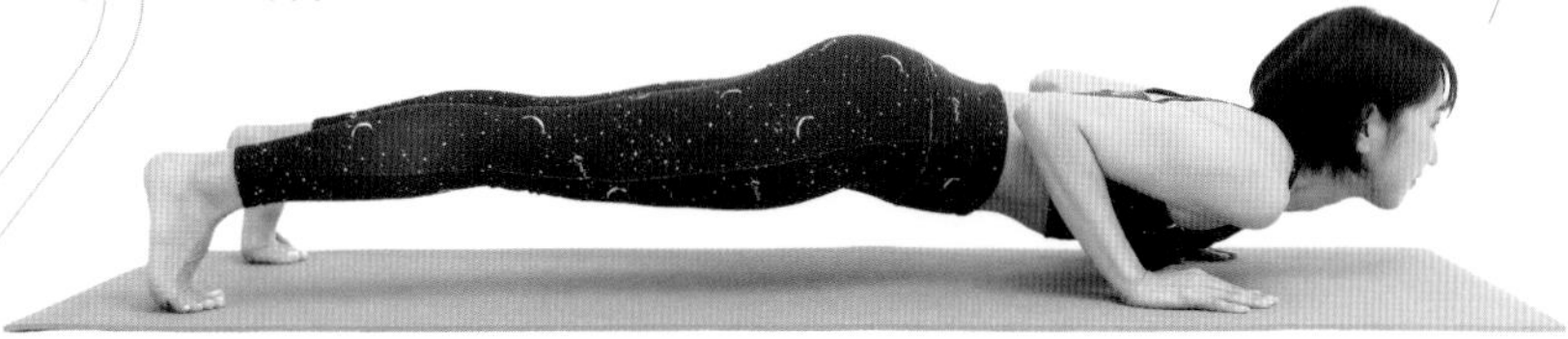

3

息を吐き続けながら、
2の状態から腕の力で上体を持ち上げ、
身体の体重は足先のほうへ乗せて、
上半身を反らしながら息を吐ききる。

check
つま先は立てたまま、
足から股までは
床から浮かせる。

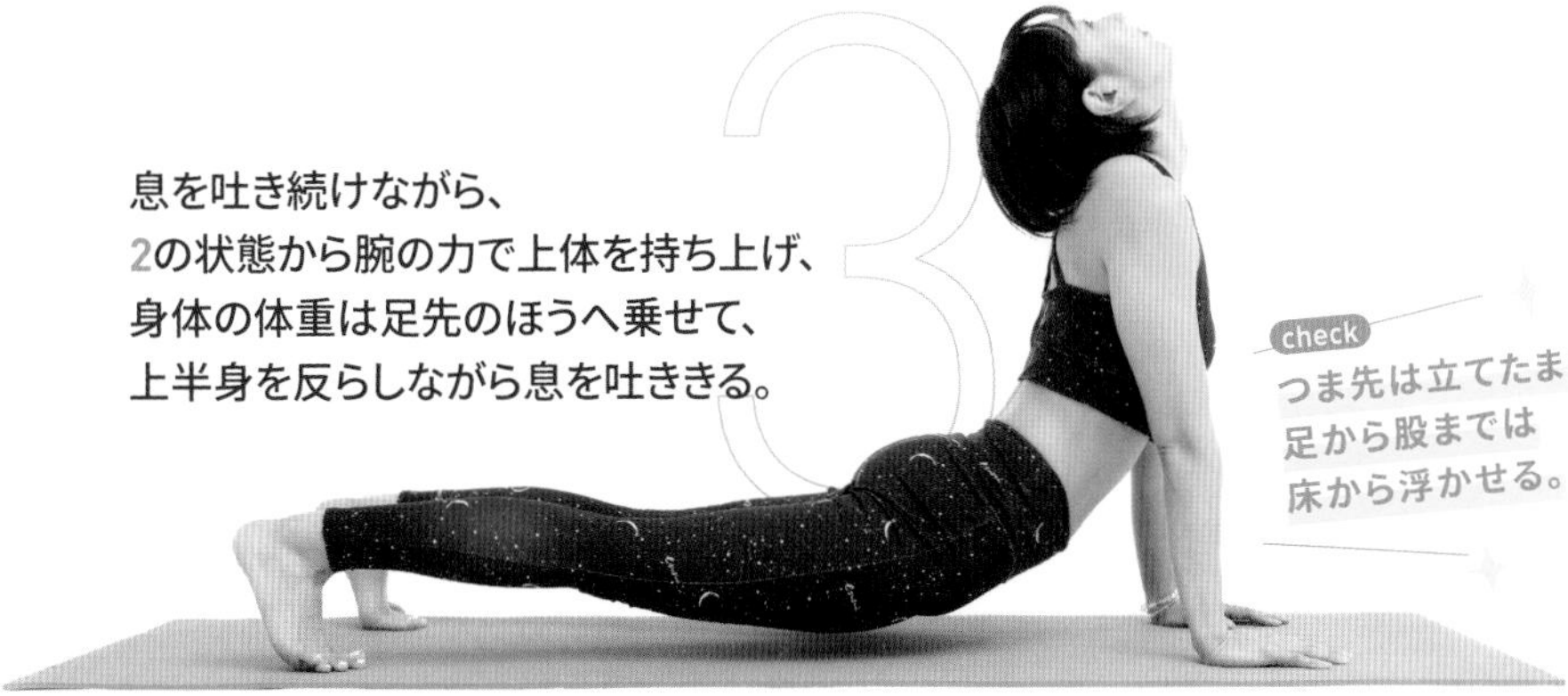

NG

体重が前へいくと、かかとが伸びるので、
必ず体重は後ろ！　しっかり足の親指の
付け根を床につけ、立てた状態で反る。

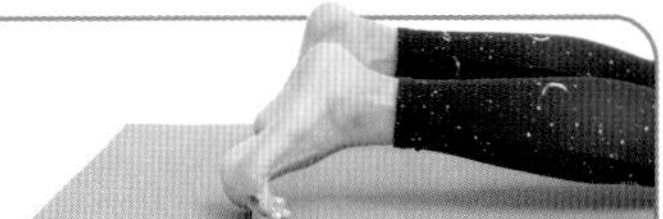

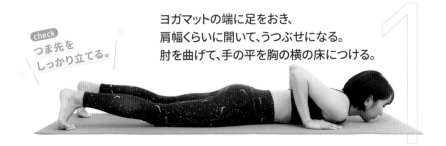

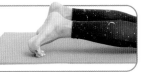

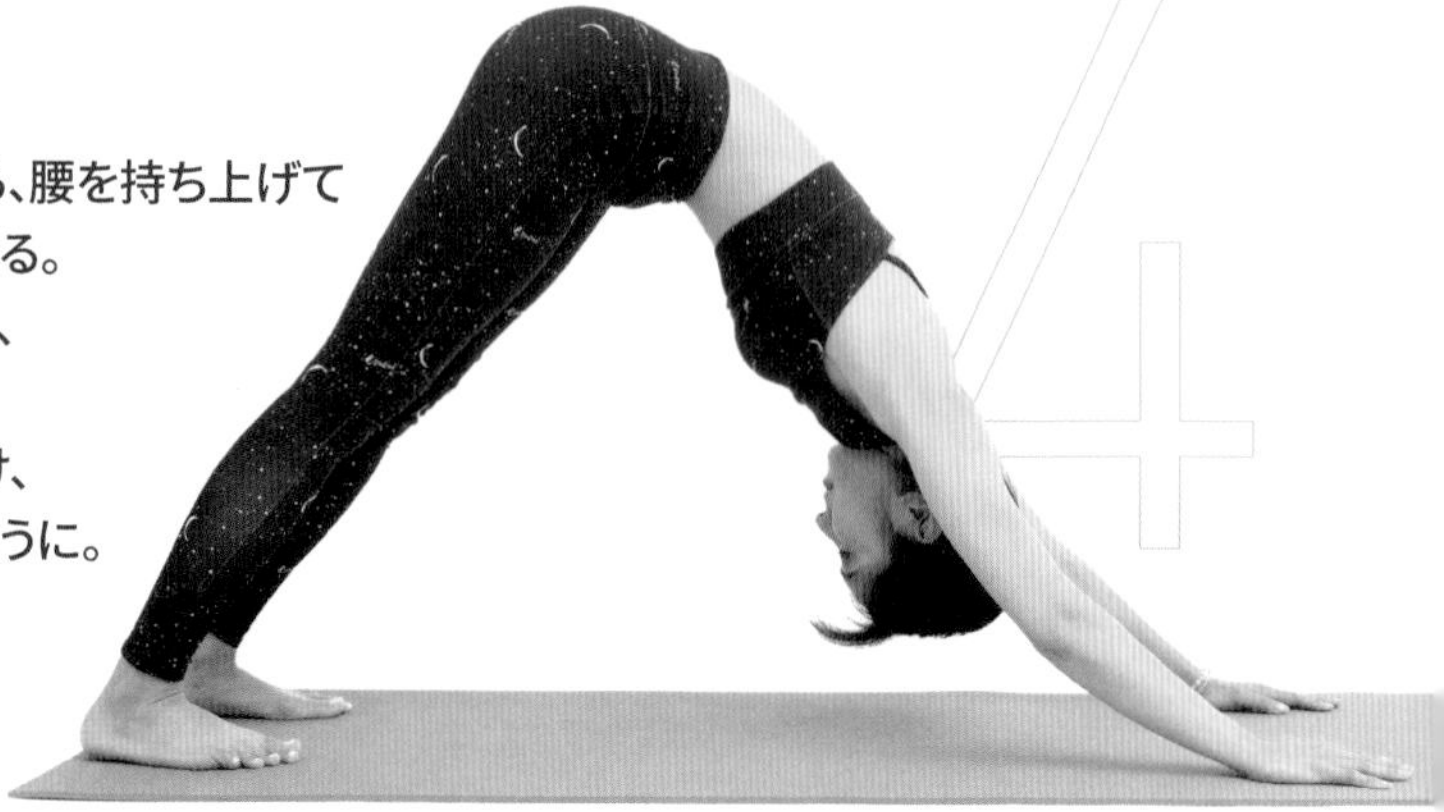

4

鼻から息を吸いながら、腰を持ち上げて
山をつくり、息を吐ききる。
この時、頭は中に入れ、
おへそを見る感じで。
足はかかとを床につけ、
アキレス腱を伸ばすように。

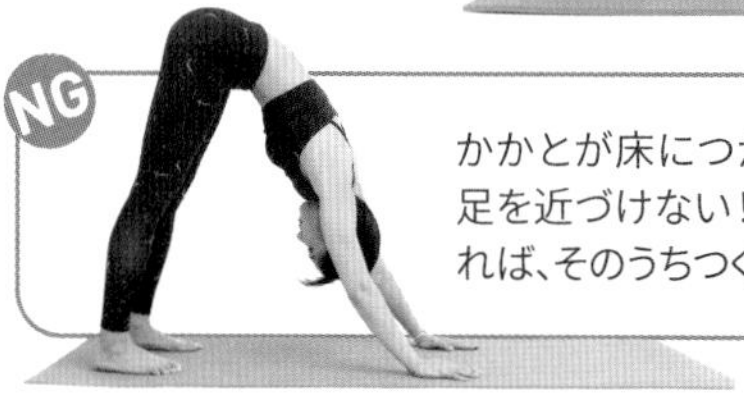

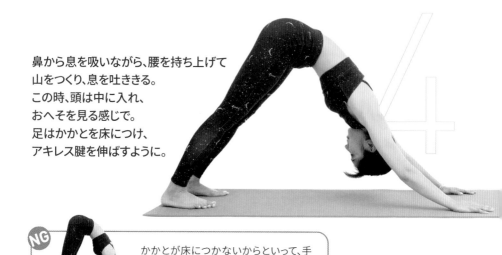

NG

かかとが床につかないからといって、手足を近づけない！　身体がやわらかくなれば、そのうちつくようになります！

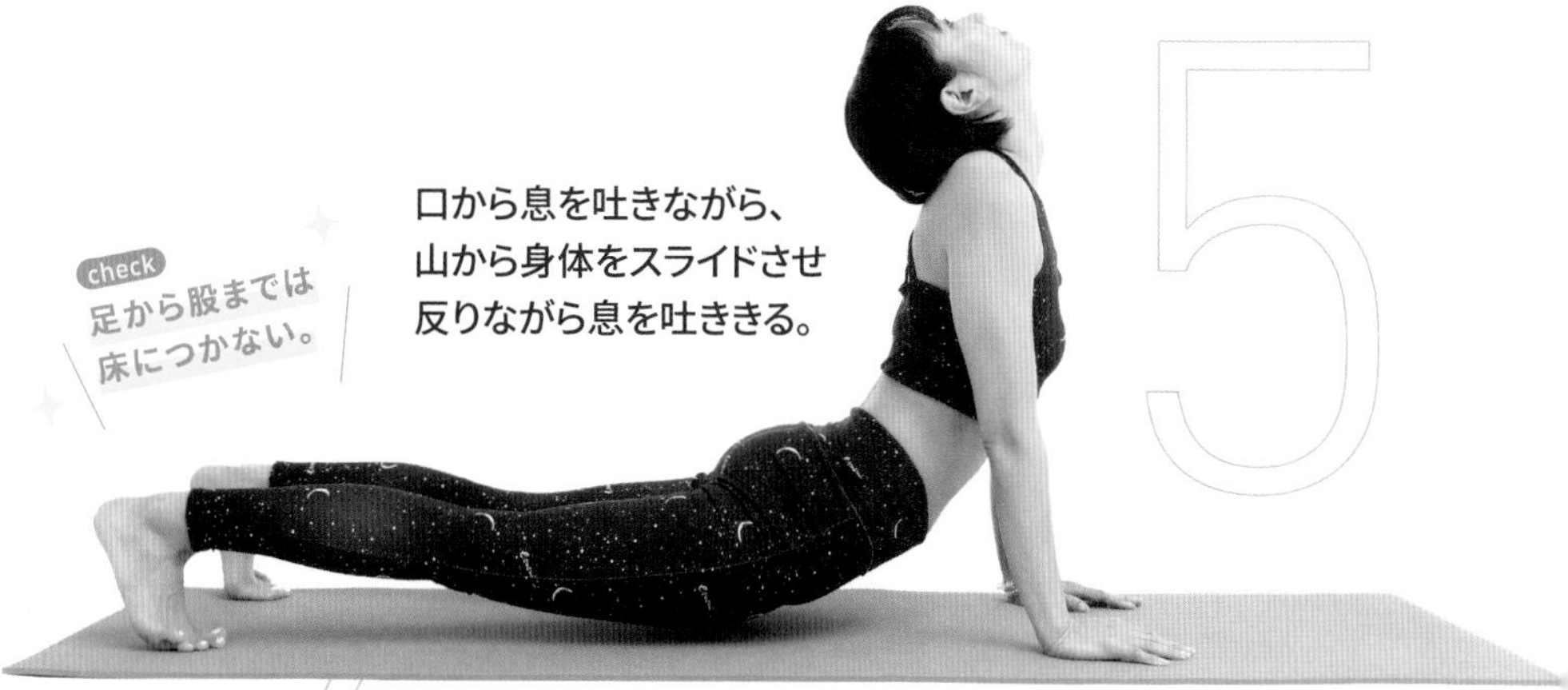

5

check
足から股までは
床につかない。

口から息を吐きながら、
山から身体をスライドさせ
反りながら息を吐ききる。

6

4と同じように鼻から息を吸いながら山になる。
3〜6を回数分繰り返す。
山で終わり。
最後は息を吐きながら、7のポーズへ。

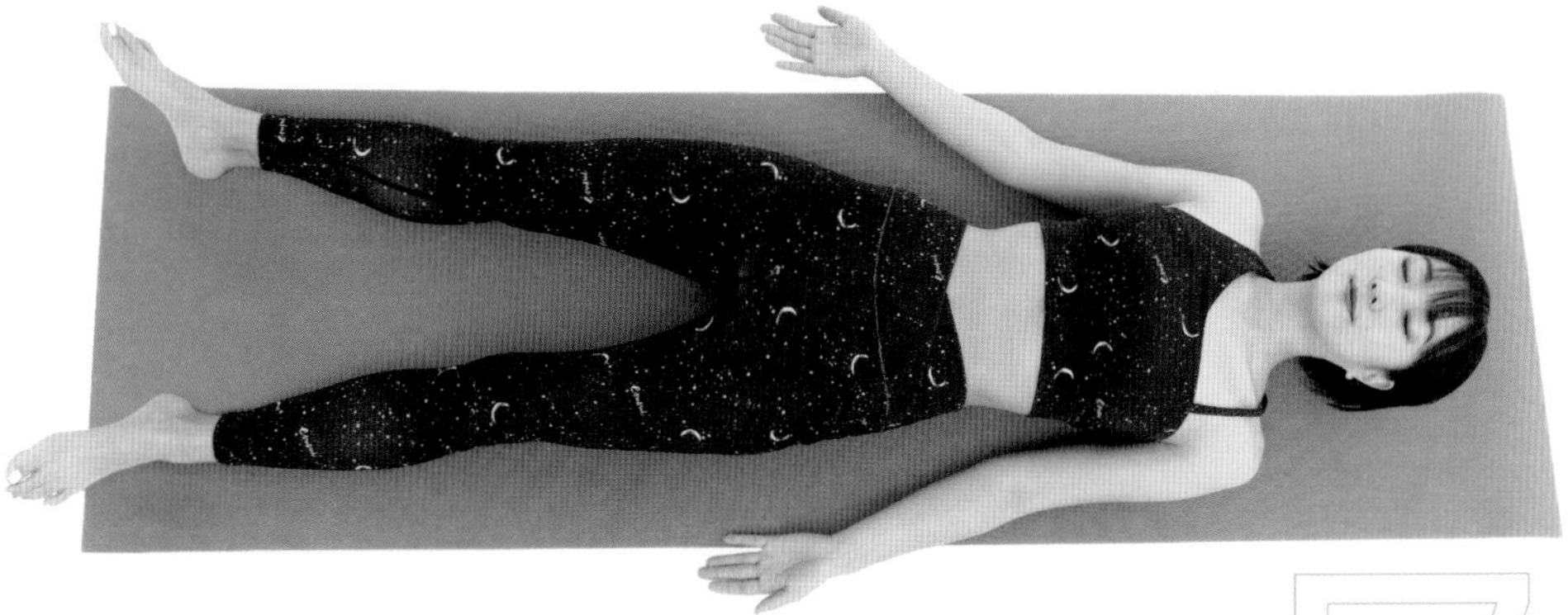

7

足、腕をゆる〜く開いて、手の平は上に向ける
（血圧の高い方は、手の平を下へ向けて）。
目を閉じ、腹式呼吸で心身共にリラックスさせる（5分以上行うとよい）。

トキメキポイント

ヒップラインから足のラインが美ラインに！

最後の寝るポーズが
長ければ長いほど
マインドフルネスになり、
目元がパッチリに！
1日の流れもとてもよくなります！

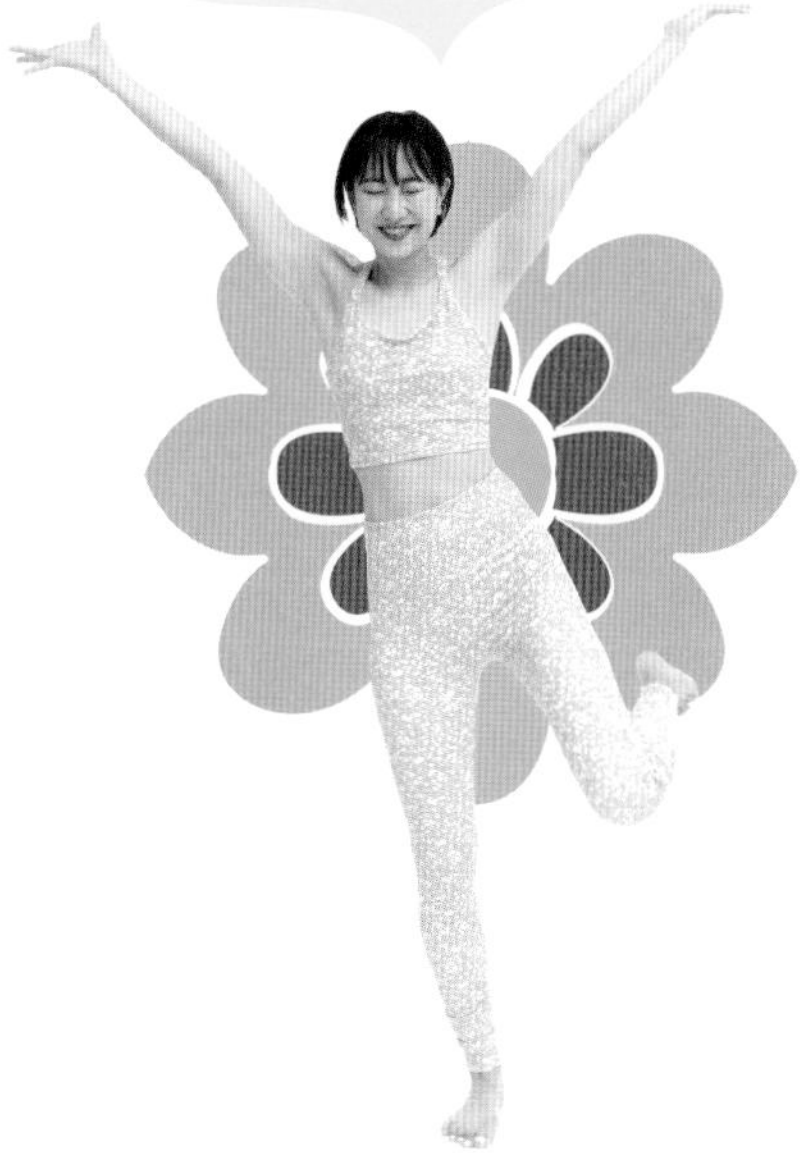

ポーズができない方はこちらの替えのポーズを！

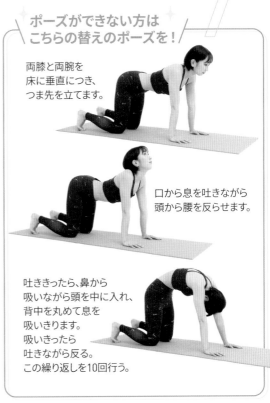

両膝と両腕を
床に垂直につき、
つま先を立てます。

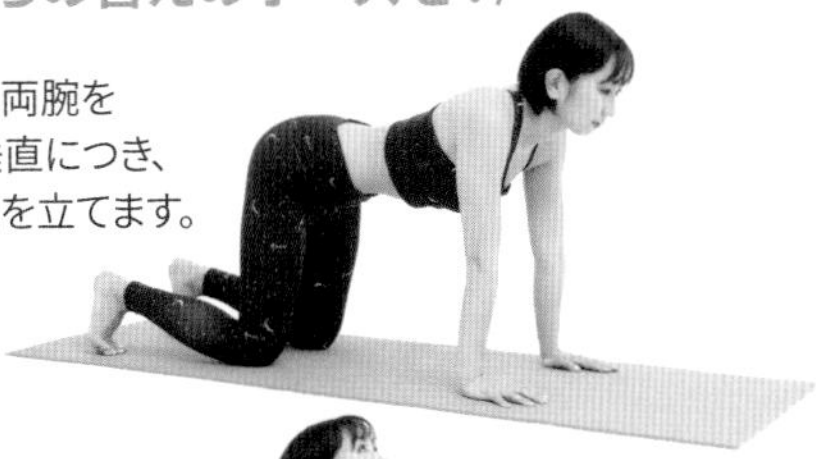

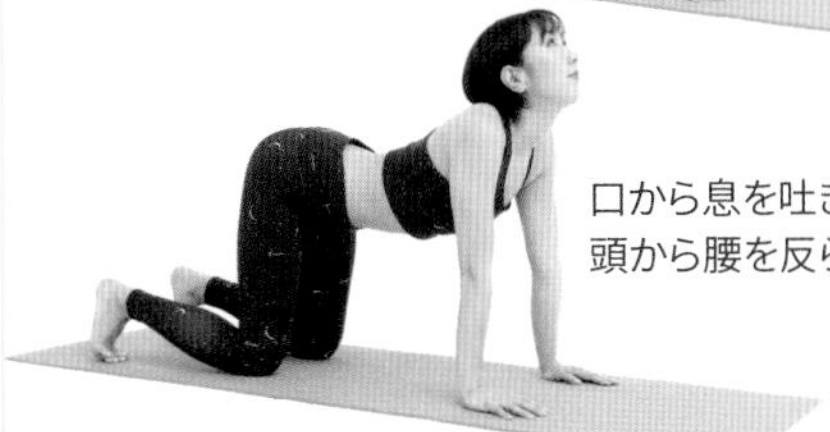

口から息を吐きながら
頭から腰を反らせます。

吐ききったら、鼻から
吸いながら頭を中に入れ、
背中を丸めて息を
吸いきります。
吸いきったら
吐きながら反る。
この繰り返しを10回行う。

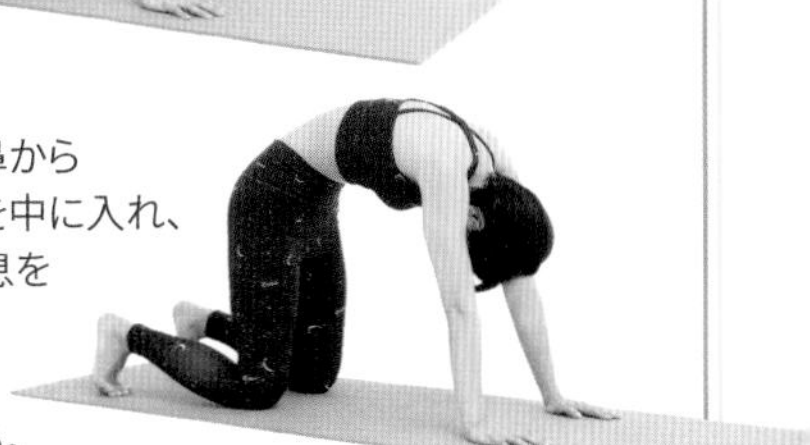

◎回数について

今日から1週間、毎日、1ポーズ3回を1セット行ってください。

最初は、寝るポーズまでは入れないとしたら5分ほどで終わります。

2週目になったら、2回増えて5回ずつを1セット。

3週目になったら、2回増えて7回ずつを1セット。

というふうに、1週間ごとに2回ずつ増えて、最終的には21回を1セット行うことになります。21回は大体30分かかりますが、美顔器を使うよりも、顔が若々しく、美しくなります！


体操を休んでしまった時に関しては、82ページの8項目をご覧ください。

さて、皆様、たった5つのポーズでしたが、やられてみていかがでしたか？

スッキリした！　という方もいれば、辛かった。続けられるかな……と思われる方も、いらっしゃると思います。

続けていくコツとしては、「先のことは考えずに、目の前の回数に集中する」、「できた日を褒めて、できなかった日を責めない」です。どうやら、統計をとった結果、真面目な人よりも、三日坊主の方のほうが続くようです（笑）。

ナマケモノの私が、20年続けられているのも、「亡くなる日もやろう！　ずっと続けるのだから、休んでしまう日があってもいいよね！」と思っているからかもしれません。あとは、続けていくうちに、やったほうがスッキリとして気持ちがいいので、やってしまいます。

娘を産む時でさえ、陣痛の間をぬってやりました（笑）。

チベット体操を続けていく上でのモチベーションとなるように、生徒さんの体験談を少しシェアさせていただきますね。

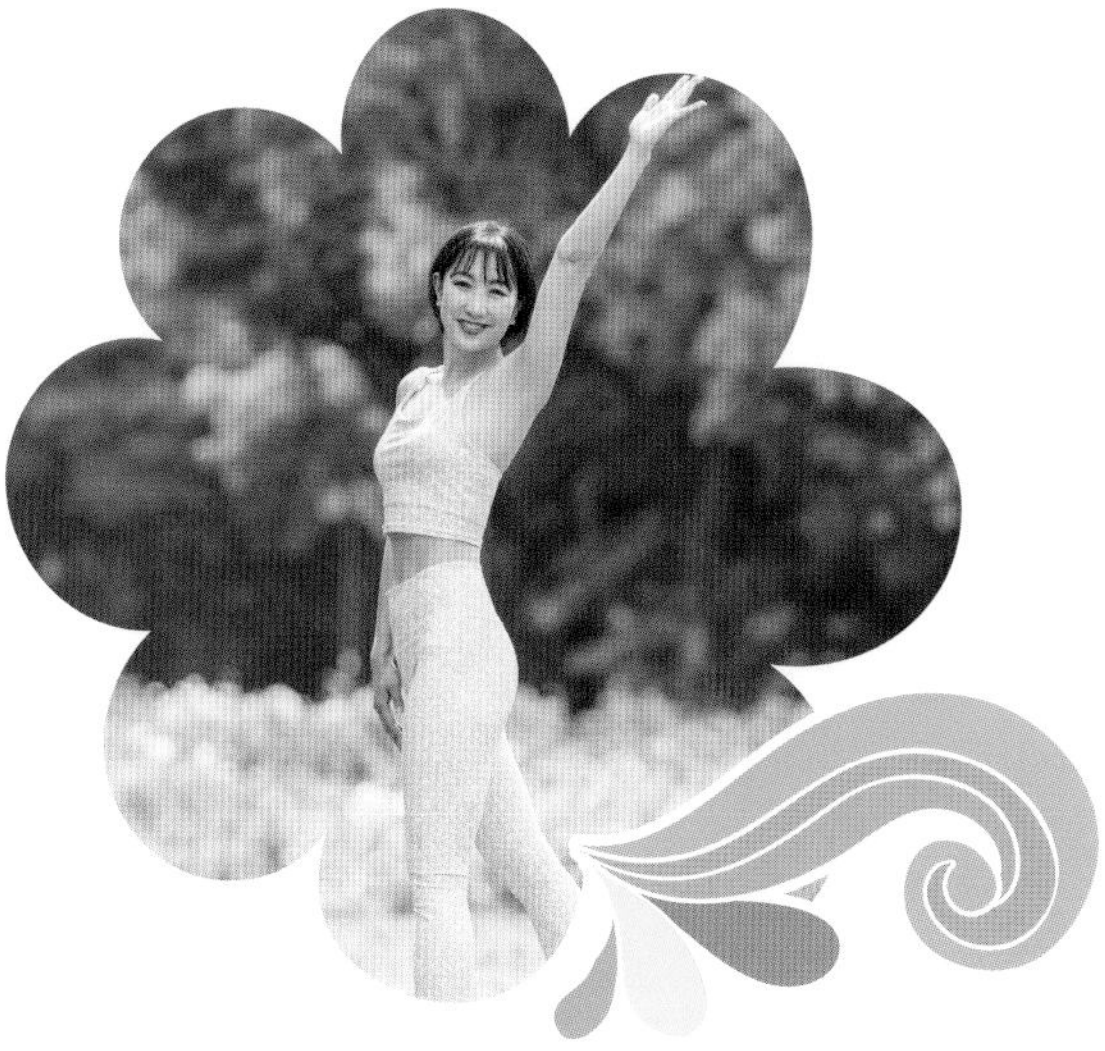

チベット体操体験談

チベット体操を始めてから、心と身体に素晴らしい変化があった！
という体験談をたくさんいただいています！
その一部をご紹介いたします。

K・Sさん 体操歴3年

私はチベット体操を始めて1年半ほどで、3人目の妊娠をしました。正直予定外でした。長男は10歳、長女は7歳、私は39歳でやりたい仕事を始めたばかりで……正直迷いました。なぜなら、私はつわりよりも、出産の痛みよりも、産後の地獄のホルモンバランスの崩れが一番怖い……。今思えば産後鬱でした。不安とイライラの日々……子育てってこんなに辛いのか。そんな思いをSAYOKO先生に相談したら「大丈夫！　今のあなたは前のあなたとは全然違うから、絶対大丈夫！」と言われ、臨月ギリギリまでチベット体操を続け、産後も退院した日から呼吸法を行い、産褥期を抜けてから少しずつポーズもやり始めました。今、産後2ヵ月ですが、心はとても元気！　毎日、心はクリアで今までの産後とは全然違う自分がいます。3人目の子どもに出逢えたこと、心から感謝しています。私のように産後辛い思いをしている人はたくさんいると思います。どうか、一人でも多くの女性にこのチベット体操が伝わりますように。

H・Aさん 体操歴7年

チベット体操で変化したこと。1番は自分を大好きになれたことです。

チベット体操を始める前は自分を好きになれず、人と自分を比べたりして、ないものに意識が向いていました。それが、チベット体操を始めて半年くらい過ぎた頃から、今在るものに意識が向くようになったのです。

朝からチベット体操をして1日を気持ちよくスタートすることで、日常の出来事や風景をとてもありがたく感じるようになり、自然と感謝の気持ちが溢れてきました。そしてチベット体操を始めて1年で、職場の環境が変わりました。仕事の内容の見直しで仕事量が減り、残業がなくなったうえにお給料はアップ、自分が希望したわけではないのに、50歳を過ぎてから正社員になっていました。また、参加したいワークショップや旅行等で資金が足りない時も、それに合わせたかのように臨時収入があり、金銭面での流れがよくなりました。たくさんの素敵な仲間との出会いもあり、どんどん自分のやりたいことが見つかり、毎日を元気に楽しく過ごせているのは本当にチベット体操のおかげだと思っています。

K・Jさん 体操歴3年

チベット体操に出逢い実感したのは、とにかく気持ちがいいこと！

体の変化は冷え性が改善したこと、疲れにくくなったこと（ムキムキを目指しているわけではありません笑）。インナーマッスルもついたんでしょうね。

精神的には、心穏やかでいろいろなことに感謝できるようになり、なぜか世界が美しく見えるようになりました。様々な固定観念、こうするべきという囚われる気持ちがなくなり、人生も大きく変わりました。

離婚して、引越し、転職をして今までしがみついていたものを手放し、今心の自由と平和があります。不安を感じることなく素の自分で楽に過ごせるようになりました。毎日の30分ほどで心身ともに浄化し、健康になるチベット体操に出逢えて、本当に幸せです。

K・Rさん 体操歴10年以上

仕事を辞めた時でした。

娘が仕事を辞めたあとの私を見て「このまま動けなくなったら困る！」と焦り、連れて行かれました。初めはどの動きもまったくできなかったのですが、SAYOKO先生に「毎日続ければ、必ずできるようになります！　続けることが大事です。焦らずいきましょう！」と言われ、娘と続けて10年以上になりますが、人生が変わりました。

まず、外見は10kgほど痩せて、ヒップも上がり、筋力もつきました。そのおかげで体力もつき、おかげさまで元気に過ごせています。

そして、私にとってチベット体操を始めて一番の嬉しい効果は、自分の思考や性格が変わったことです。今まで人があまり近づけない感じのオーラを放っていたそうですが、今ではたくさんの人が話しかけてくださいます。

元々枠にはまった性格だったので、人を見る時も否定的に見てしまっていたのが、今はまったく気にならなくなり、すべてのことに感謝できるようになりました。過去のことも未来のことも気にならない。私は「今」を楽しんでいます。チベット体操に出逢えたこと、心より感謝しています。ありがとうございます。

この先もずっと、天に還る日までチベット体操を続けます！

N・Cさん 体操歴3年

2019年にチベット体操と出逢い、今年で4年目となります。2021年冬には念願のチベット体操伝導師になることもでき、主に福島県を中心に東北地方でチベット体操をお伝えしています。

チベット体操を続けている方は、皆さん若々しくて年齢不詳。実年齢を聞くとホントにビックリ！　私もそんなふうになれるかな？　ミラクル効果起こるかな……？　と、ワクワクしながら体操を続けていると、自然にスルスルと体重が落ちていき……気づいたら約1年で、なんと−17kg！　毎朝たった5つのポーズを続けただけなのに。久しぶりに会った友人からは私と気づかれないほどの変化（笑）。

毎年冬になるとギックリ腰になっていたのが、体操を始めてからはまったくありません。免疫力もアップすると言われている通り、ここ数年、そういえば風邪も引いていません。

体が整い、心も安定して自分らしく生きられるようになり、毎日がとても楽しく幸せです。

T・Sさん 体操歴10年

2012年春にチベット体操と出逢い、以来21回を継続中。今年で10年目となりました。チベット体操を始めたのは代謝の落ちる年代だったにもかかわらず、体操だけで8年で18キロ痩せました。

体操を始めてからは、頭と心と身体のバランスが取れ出して、目の前の現実がどんどんと変わっていきました。今では、以前からは考えられないような穏やかさと楽しさで、日々を過ごせています。教室に通い出した時に淡く抱いた「私もこんな教室で体操をお伝えしたい」という夢も、既に叶っています。私は、天寿を全うするその日の朝にも体操をしているという根拠なき確信があります。

その日まで、Body・mind&spiritこのバランスの取れた、本来の自分の姿で日々を楽しんで過ごしていきます！！

◎ Q&A よくあるチベット体操の質問

チベット体操を始められた方から、よくあるQ＆Aを少しシェアさせていただきます。

Q

チベット体操を始めてから、眠くて眠くて起きていられない時があります。これは、チベット体操の効果ですか？

A

はい。チベット体操を始めるとセロトニンが活性化されるので、メラトニンという睡眠を促すホルモンもたくさん出るようになります。メラトニンは熟睡ホルモンとも言われているので、身体がリラックスした状態になりやすくなります。ですが、ある程度したら、その状態に身体も慣れてきますのでご安心ください。

Q

尿や便の回数が増えたのですが、チベット体操の効果でしょうか？

A

はい。チベット体操を行うことによって代謝もあがるので、お手洗いへ行く回数も増える方が多いです。デトックス効果もあり、身体の中の不要な物を出してくれるので、我慢せずに出してあげてください。お肌もどんどん美しくなっていきます。

Q **朝と夜に分けて行ってもいいですか？**

A 効果が出にくくなりますので、できたら続けて行ってください。数にも意味がありますので、やはり続けて行うことをお勧めします。

チベット体操は、自分と向き合う大切な時間です。

毎日、続けることによって自分の心、身体、エネルギーの状態が分かるようになります。分かるようになると、自分で自分の状態を調整できるようになります。

そんな、自分と向き合う大切な時間を作ってあげてください。

Q **捻挫しました。少し痛いのですが続けても大丈夫でしょうか？**

A 痛みが少ないポーズのみ続けてください。痛みが出るポーズは替えのポーズをするか、お休みして呼吸のみしてください。

痛みがなくなった時は、替えのポーズや呼吸のみにしていたポーズは3回からリスタートしてください。

捻挫に限らず、怪我した時などはこのようにされてください。

Q

妊活中です。チベット体操をすると赤ちゃんができると聞きました。本当ですか？

A

個人差はありますが、10年間妊活されていた方々も体操を始めてから赤ちゃんを授かられています。その場合は、21回まで到達して何ヵ月かしてから、妊活をスタートしていただいています。

治療をされていた場合は、赤ちゃんができても流れてしまう場合があるので、身体の基盤をしっかり作ってからのほうがいいためです。

妊活中の方には、お勧めの体操ですが、もし心配であればホームページへ一度お問い合わせください。

お母さんも、赤ちゃんも元気でありますように。

Q 回数を中々あげることができません。どうしたらいいでしょうか？

A 回数があげられないということは、体力不足、筋力不足、エネルギー不足や乱れ、精神の乱れ、もしくは、変化することへの恐れが原因の可能性があります。

現代社会は心身共にストレスを受けやすい。そんな中生きているのですから、乱れるのは不思議なことではありません。

チベット体操はそれらをすべて整えてくれます。それらが不足した状態で暮らしていくと、いずれどこかに支障が出る可能性があります。そのため、自分のペースで構わないので続けてみてください。丹田（おへその下）に意識を置いて腹式呼吸がしっかりできるようになると、心地よさを感じられるようになっていきます。チベット体操は21回からと言われています。21回までは準備運動。準備運動をしっかりして、自分のペースで21回を目指しましょう！

Q 風邪をひきにくくなったのですが、これもチベット体操の効果でしょうか？

A

チベット体操はチャクラを活性化させ、体温を上げ、いらないものを外へと出してくれるのでウイルスも身体の中にいづらくなります。そして、背中には免疫の神経があり、そこを刺激するものが多いので免疫力が上がり、風邪などをひきにくくしてくれます。

もし、他に分からないことなどありましたら、お気軽にお問い合せください（チベット体操梶本恵美のビューティーエイジングライフ）。


この本に出逢われた皆様も、ぜひ、続けていただいて、変化を楽しんでくださいね！

最初は、もしかしたら、感情や身体、出来事でのデトックスもあるかもしれませんが、それも一時で、ずっとは続きません。もちろん、デトックスがない方もいらっしゃいます！

毎朝、自分自身の身体と心とエネルギーと向き合っていくと、人生がとても楽しいものになります。

皆様、ぜひ、続けてみて人生の新しい扉を開き、ときめいてくださいね♡

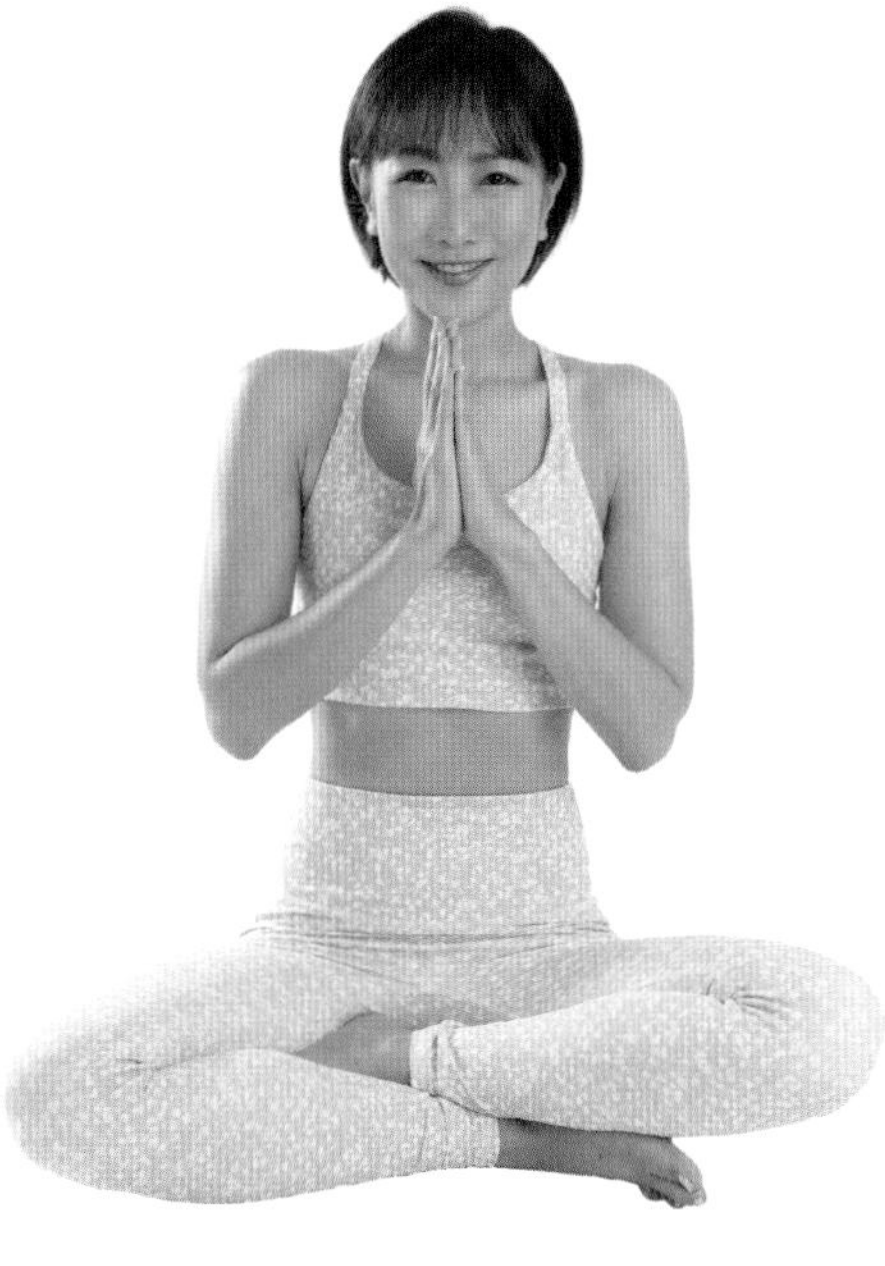

column 5

インナーマッスルと心

不思議なもので、インナーマッスルを鍛えることは心を整えることに繋がっています。私がチベット体操を始めた頃は、瞬発系の筋肉を鍛えていたので、呼吸も深くできず、ゆっくり筋肉を動かすということができなかった。当時、毎日、300回も腕立て伏せをしていたのに、たった5つポーズの3回をすることが苦しかった。今はなぜ、できなかったのかがよく分かります。インナーマッスルを鍛えるためには深いゆっくりの呼吸と共に、筋肉もゆっくり動かす。それは、肉体と精神を結ぶことになります。

だから、チベット体操が完成してインナーマッスルがきれいにつく頃には、皆さんの心を整っているのです。

インナーマッスルで身体も心も整うなんて、何だか、お得な気がしませんか？　これは私の持論ですが、瞬発系の筋肉を鍛えると心は強く鍛えられ、インナーマッスルを鍛えると心は静かに整う。そんな気がします。どちらにしても身体と心は繋がっている。どちらも大切にして人生にときめいていきたいですね！

Chapter 5

もう少しくわしく①
呼吸と人生の話

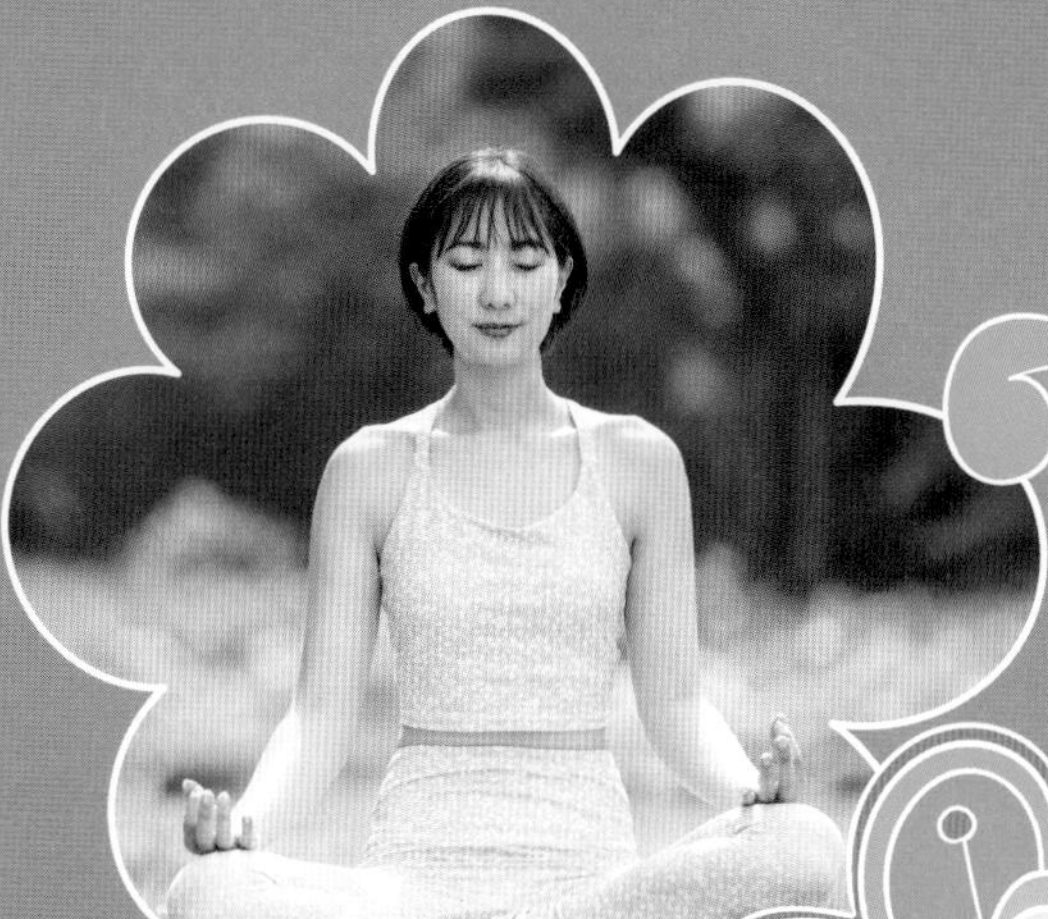

AIR ERA
Tibetan Exercise

チベット体操と呼吸

昨今の社会事情により、マスクを常用するのが日常風景となっています。その影響から か、呼吸のことが注目されるようになってきました。私たちにとって、呼吸がどれほど大 切か、チベット体操における呼吸に絡めて、少しお話させていただきます。

腹式呼吸と胸式呼吸

私たちの肺を動かしているのは横隔膜と肋間筋の二大呼吸筋。腹式呼吸のメインは横隔膜、胸式呼吸のメインは肋間筋です。近年では、腹式呼吸が身体にいいと取り上げられることが増えていますが、腹式呼吸は健康にいいだけでなく、心や思考（脳）にもいいといわれています。腹式呼吸による深い呼吸によって、身体と精神を結びつけ、それによって他者との関係性も高め、人生をより豊かにしてくれる。

腹式呼吸は、横隔膜がメイン。腹式呼吸は鼻で息を吸いますが、鼻腔がフィルター的な役割をしてくれるので、アレルギーや感染症などのリスクを低くしてくれます。反対に口呼吸だと、感染症にかかりやすくなる、睡眠の質が悪くなる、猫背になる、顔のしわやたるみが増える、二重あごになる、などの不調が現れることがあります。

マスクを使うことで、口呼吸の人が増えているようです。美容にも健康にもいいとはいえないので、ぜひ、外せる時はマスクを外し、腹式呼吸をして、心と身体と思考を整えて若々しくなりましょう！

腹式呼吸は横隔膜をメインに動かすのですが、この横隔膜の上下運動によって骨盤底筋が動かされ、血流も良くなり生理不順などが治ります。これが、チベット体操を始めた方々が次々と生理不順が治っていく理由の一つ。

胸式呼吸は肋間筋がメイン。胸式呼吸は言葉の通り胸を使って呼吸をします。緊張すると肩が上がる方がいますが、それは緊張すると呼吸が浅くなり、鼓動が速くなり胸式呼吸になってしまうから。胸式呼吸は酸欠状態の時に素早く酸素を身体へ入れてくれます。それによってアドレナリンが分泌されて交感神経が優位になるので、その結果、身体を瞬発的に動かすことができ、やる気を出させてくれます。

ただし、胸式呼吸は一度に使う筋肉が多いため、酸素をたくさん使ってしまうので日常的に使ったり、リラックスする時に使ったりすることはあまりお勧めできません。


腹式呼吸と胸式呼吸の違いは、お分かりいただけましたでしょうか？

どちらを使いたいと思われましたか？

私は、普段はほとんど腹式呼吸ですが、急いでいる時などは自動的に胸式呼吸になっていると思います。どちらも、私たち人間にとって必要な呼吸です。必要に応じて使い分けたいですね！

今、この時代に大切な呼吸

呼吸がどんなに大切なことなのか、私自身も娘を通じて教えてもらいました。コロナが始まってからマスク社会が始まり、娘は少ししてから頭痛を訴えはじめました。最初はマスクのゴムの締め付けが影響しているのかと思ったのですが、どうも違うようで、信頼できる先生に診察していただいたら「低酸素脳症」と診断されました。

これは酸素が脳に足りていないことから起きる現象。大人の方も頭痛がマスクのゴムが原因だと思われていた方、もしかしたら、違うかもしれないので気をつけてくださいね。子どもは脳を成長させるためにたくさんの酸素が必要だそうです。子ども達の未来のためにも一刻も早くマスク社会が終わることを祈っています。

腹式呼吸は、副交感神経を優位にさせ、免疫力を高める効果が期待できるといわれていますが、呼吸を整えると身体の中では何が起こっているのでしょうか？

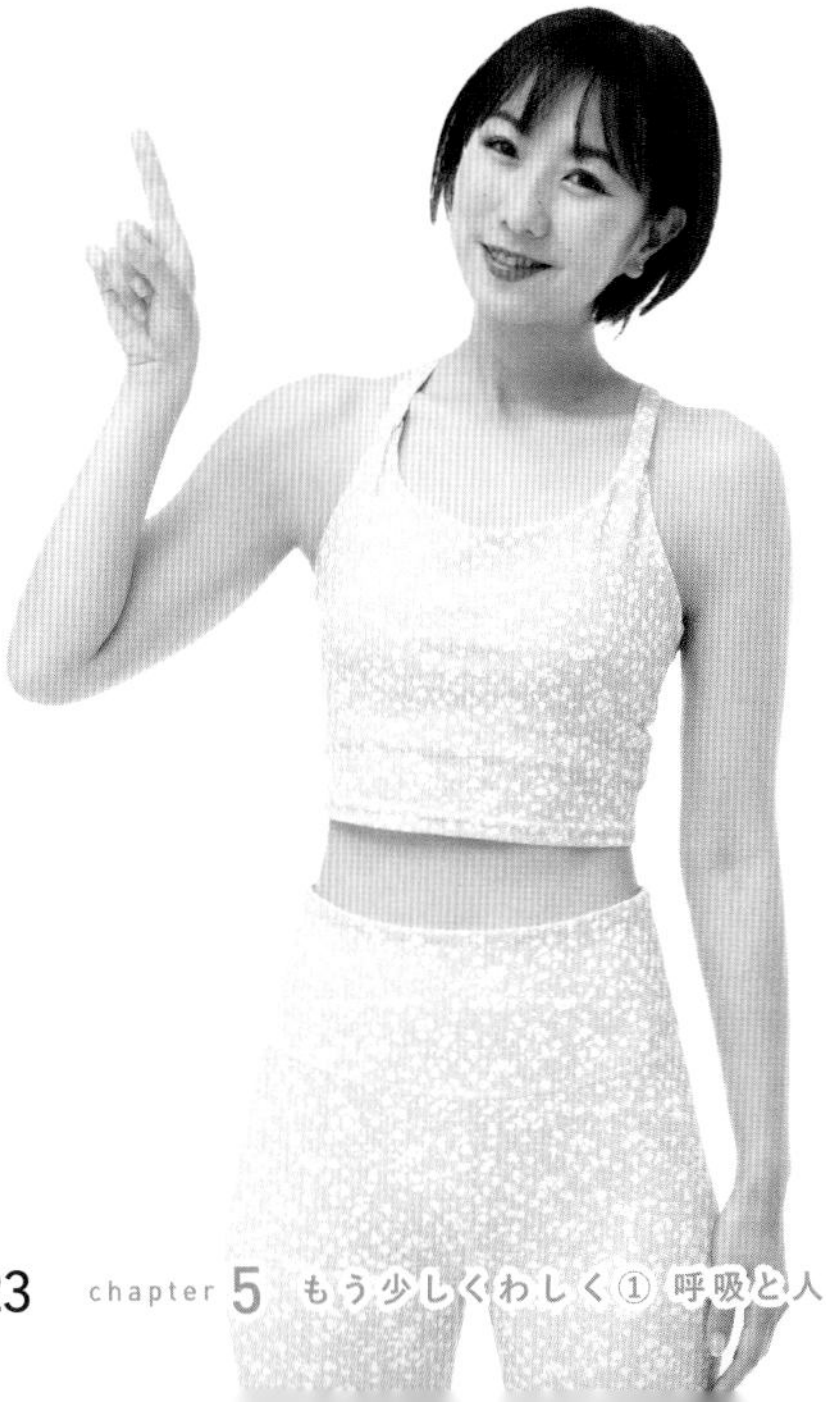

呼吸が整うと、どんな素敵なことが起きるのか

代謝アップ

血流改善

血圧の安定

肺機能の向上

痩せやすい身体になる

自律神経の安定

身体のパフォーマンス向上

脳のパフォーマンス向上

集中力アップ

内分泌腺の活性化

ストレス解消

などなど、他にもあるようですが、これを見ただけでも呼吸を意識して生活したいなと思いますよね。チベット体操は、毎日深くて丁寧な呼吸をしながら身体を動かすので、自然と呼吸を整えることができるようになります。

「息をすることは生きること」という、有名な言葉があります。

今、様々なことが起きていますが、自分らしく楽しく生きられるように丁寧に呼吸を整えていきたいですね。

Chapter 6

もう少しくわしく②

現代人と自律神経

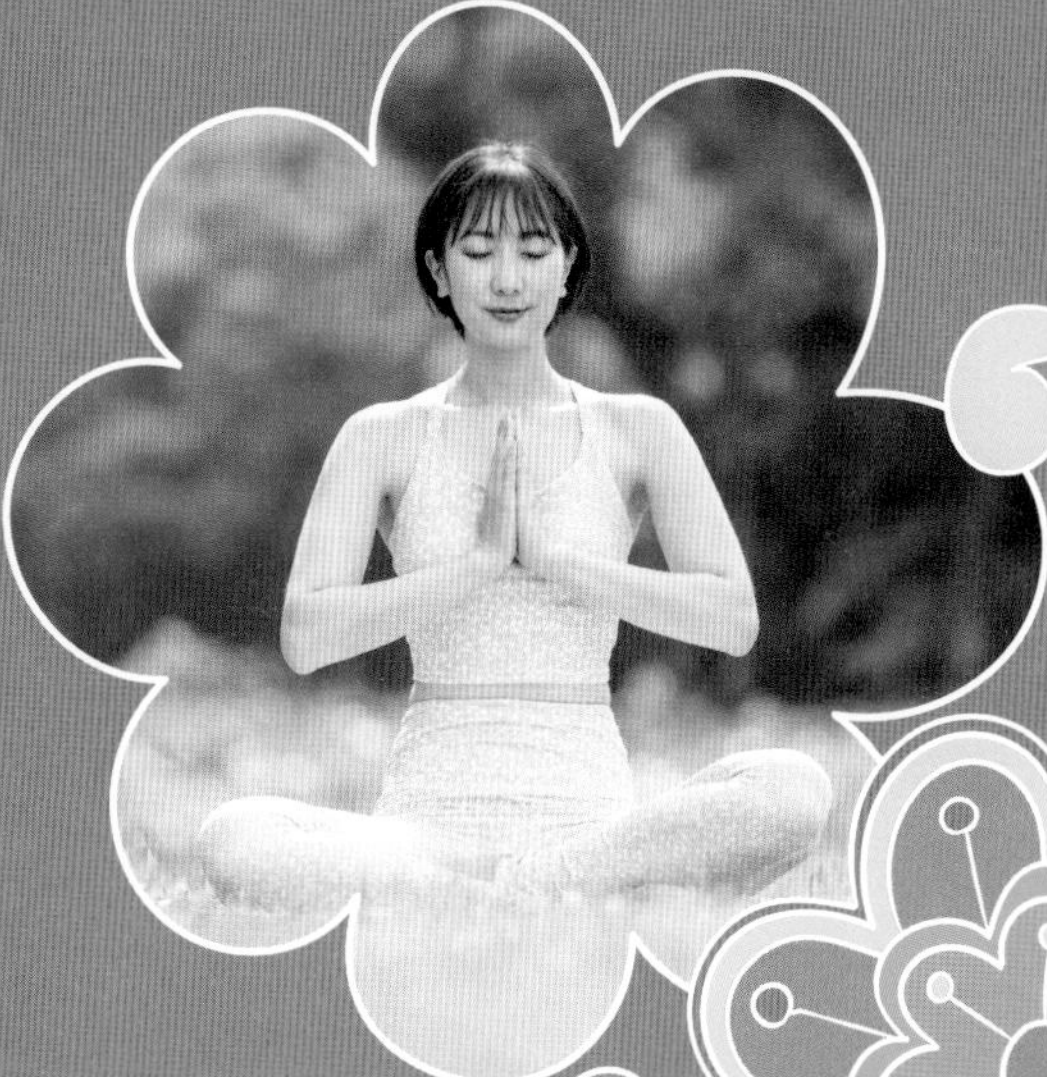

Tibetan Exercise

自律神経も整うチベット体操

皆さん、自律神経というと何を思い浮かべますか？　この言葉は忙しすぎる現代人にとってはとても繋がりが深い言葉になります。というのも、忙しさやストレスなどで私たち現代人は自律神経が乱れがちだからです。

自律神経の乱れからは、次のような症状が現れます。

頭痛や眩暈、寝つきの悪さ、不眠、イライラ、疲労感、倦怠感、動悸、耳鳴り、多汗、冷えのぼせ、生理不順、血圧や血糖の異常、不安感、うつ状態、パニック障害などなど。

細かく出していくと、もっとたくさんあります。

自律神経は私たちの心と体に密接しているのです。

そもそも、自律神経とは何か？

全身に流れる神経には、脳や脊髄からなる中枢神経とそれに接続している末梢神経があります。

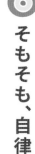

末梢神経には、体性神経と自律神経があります。

体性神経

★自分の意志で身体を動かすことのできる運動神経

★五感を脳に伝えてくれる知覚神経

自律神経

★意志とは無関係に臓器や器官を調整

★交感神経と副交感神経がある

神経は、身体や脳を細かく繋げてくれているので、すべてとても大切です。その中でも自律神経は、私たちの意志とは関係なく、臓器や器官を動かしてくれています。そのため自律神経が乱れるということは、私たちの生命活動も乱れてしまうということになります。自律神経を整えておくことは、大切。

現代人の自律神経はストレスによって乱れがちですが、それらを大きく分類するとこのようになります。

1 精神的ストレス

対人関係や日々の悩み

2 化学的ストレス

薬や添加物、塩分や砂糖の取りすぎ、主に口から入れるものから肉体に影響される

3 身体的ストレス

病気や怪我、痛みなど

4 環境的ストレス
温度や気圧の変動など

よく聞くのは、精神的ストレスから暴飲暴食をして塩分、砂糖、添加物をたくさん摂ってしまうこと。これはダブルのストレスを受けることになるので、自律神経にも打撃を与えてしまいます。

自律神経を整えてあげるにはどのようにしたらいいのか？

自律神経とホルモンには、とても深い関係性があります。

特にセロトニンという脳内ホルモンが自律神経を整える役割をしてくれています。セロトニンは、健康的な食生活で整えてあげることができます。

まず、食。

豆乳、豆腐、納豆などの豆製品、鶏むね肉、トマト、カツオやマグロなどの赤身の魚、卵、ナッツ、レバーなど。これらの食品を意識的に摂る。

次に、生活面。
日光を浴びる、リズム運動（歩く、よく噛む）、スキンシップ、腹式呼吸などがあります。スキンシップは人が必要になるので難しいかもしれませんが、あとは、取り入れることができそうですよね。

セロトニンは、またの名を「幸せホルモン」といわれているので、増やしてあげるとストレスも感じにくくなりますし、メラトニン（副交感神経を優位にさせてくれるホルモン、主に夜に出る）を出やすくしてくれるので、不眠ともさよならすることができます。
ぜひ、セロトニンを増やして自律神経を整えて人生にときめきましょう♡

チベット体操と自律神経

さて、お気付きの方もいらっしゃると思いますが、自律神経を整えるのにはチベット体操がとてもいいのです！

実際に、自律神経に問題があった生徒さんがいらっしゃいました。

その方は足の裏から汗が止まらないということで、最初のうちは靴下をはかれていました。少しよくなった頃には靴下を脱ぎ、濡れた場所をタオルで拭いていました。しかし、何ヵ月か経った頃、彼女の足裏から少量の汗しか出なくなりました。彼女の笑顔は輝き、硬かった身体も少しずつ柔らかくなっていきました。

チベット体操をしてくれている私の友人には、こんなことがありました。

彼女には、子どもが2人いますが、産んだあとはいつもホルモンバランスが崩れてしまい、産後鬱のような状態になってしまっていたのですが、体操を始めてから3人目を出産。ホルモンバランスが崩れることなく、心も元気です。本人が一番驚いていて、本当に素晴らしいから世の女性に伝えたい！　と伝導師（講師）になりたいといってくれています。

他にも、体操を始めてから鬱の症状が改善した、という方もいらっしゃいます。

それも、そのはず。チベット体操は、朝日光を浴びながら行うもので、深い腹式呼吸と共に同じ動きをリズムを刻むように行うからです。これらは、セロトニン活性化に繋がります。そして、セロトニンは日中に出ては、夜にメラトニンに変わってしまうので毎朝行うチベット体操はセロトニンの活性化には非常にいいのです！　セロトニンを活性化してくれるチベット体操を毎日行えば、自律神経も整います。

また、自律神経は呼吸によってのみ意識的に扱うことができるといわれています。

チベット体操で腹式呼吸と胸式呼吸の違いが分かれば、交感神経を優位にさせたい時には胸式呼吸、副交感神経を優位にさせたい時には腹式呼吸をするなど、自分の意志で自律神経をコントロールすることができるわけですから、自律神経が扱いやすくなるかもしれません。

実際、私はそうしています。元気を出したい時は短く強い呼吸、リラックスしたい時には長くゆっくりとした呼吸。

ホルモンや自律神経のこと、交感神経と副交感神経のことが少しでも理解できると、知らない間に自律神経が乱れることや、治し方が分からないということもなくなります。

チベット体操で自律神経を整えて、人生に益々ときめいちゃいましょう♡

おわりに

この本を手にとってくださり、最後までお読みいただき本当にありがとうございます。

この本を出版するまで20年かかりました。その間に、たくさんの生徒さんに出逢いました。私がこの本を出すことができたのも、今までチベット体操に出逢ってくださった生徒さんのおかげだと思っています。本当に数えきれない程の方の人生の扉が開く瞬間を見せていただき、そして教室を継続できるよう支えていただきました。一人ではここまで続け、広げてくることはできませんでした。本当に心から感謝しています。ありがとうございます。

チベット体操を継続していくと、自分を好きになり、自分軸で生きられるようになり、人生の扉が開いていきます。今まで人生にときめくことができなかったとしても、風の時代は人生の扉が開く時、誰でも人生にときめくことができます。

皆様が、チベット体操で益々、人生にときめいていけますように。心よりお祈り申し上げます。

この地球に生まれてきてくださって、チベット体操に出逢ってくださってありがとうございます。

最後に、いつも私の人生を応援してくれる家族、そして、編集を担当してくださった坂本さん、阿部さん、本当にありがとうございます。

大きな愛と感謝を込めて

SAYOKO

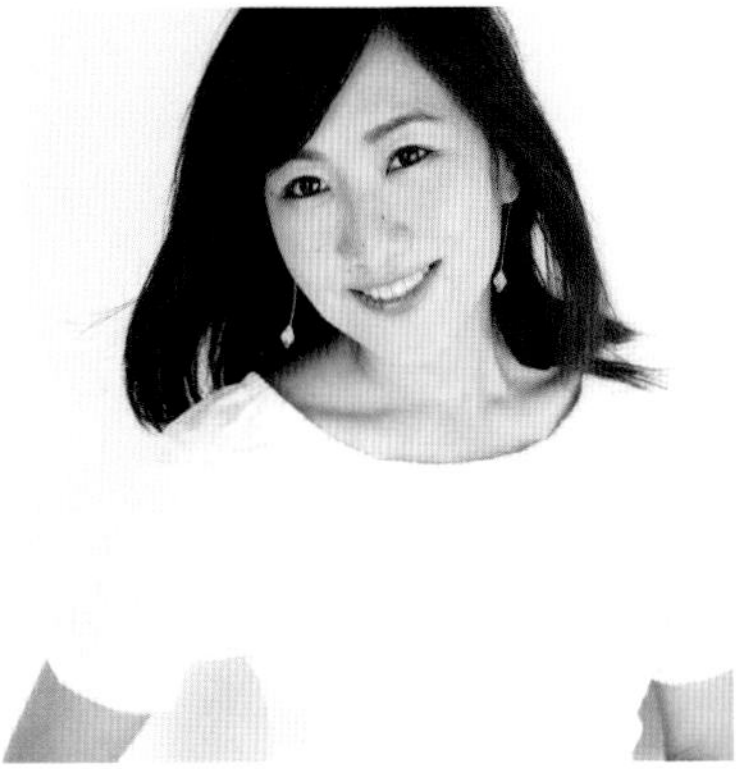

profile

梶本沙世子 SAYOKO

チベット体操伝導師、絵本作家
3〜8歳まで米国シカゴで育つ。高校、大学とチアリーディング部に在籍。

母である脚本家、梶本恵美のもとで文章スキルを学び、その後、詩や小説を書く。声の仕事も始め、女優秋本奈緒美さんらと毎年朗読ライブを上演。2022年5月に元劇団四季の上川一哉さん、ピアニストのアガピエ・クリスティアンさんと朗読ライブを上演。Happy Naturalのアンバサダーや商品のイメージモデルなども務める。

現在、チベット体操の伝導師マスターとして、全国のチベット体操伝導師の育成も担当。

「風の時代」をテーマにワークショップやオンライン講座なども開催中。また、地球に住むみんながHappyでいられるようにと「EARTH FAMILY PROJECT」を立ち上げ、活動中。2023年よりジュノー㈱が事業展開するマミー&ミー projectに賛同しコラボ企画を展開中。

著作に『ANOTHER EARTH〜 もう一つの地球の物語』(Clover出版、2022年)などがある。

絵本は
コチラ!

いつからでも始められるように、
日付は書込み式。
チベット体操をした日、
時間などをメモしてもいいかも!

SAYOKOからのメッセージ!
毎月読んで、
励みにしてくださいね!

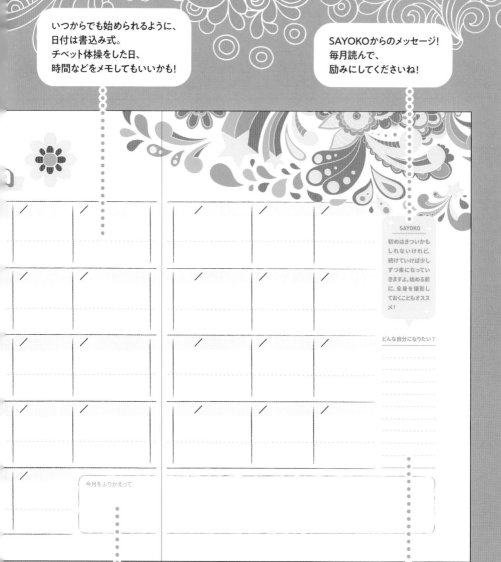

SAYOKO

初めはきついかもしれないけれど、続けていけば少しずつ楽になっていきますよ。始める前に、全身を撮影しておくこともオススメ!

どんな自分になりたい？

今月をふりかえって

1ヵ月を振り返って、メモしておこう!
あなたの気づきや身体の変化を
書き留めておくのも
モチベーションアップに繋がります!

書かれているテーマに沿って、
今のあなたの気持ちを書いてみよう!

マンスリーカレンダーを使ってチベット体操を習慣化しよう!

ここまでお読みいただきありがとうございます!
あなたのチベット体操を強力にサポートしてくれる、
マンスリーカレンダーを用意しました!
チベット体操記録や身体に関するメモ、
その月の気づきなど、楽しく自由に使いこなしてくださいね!

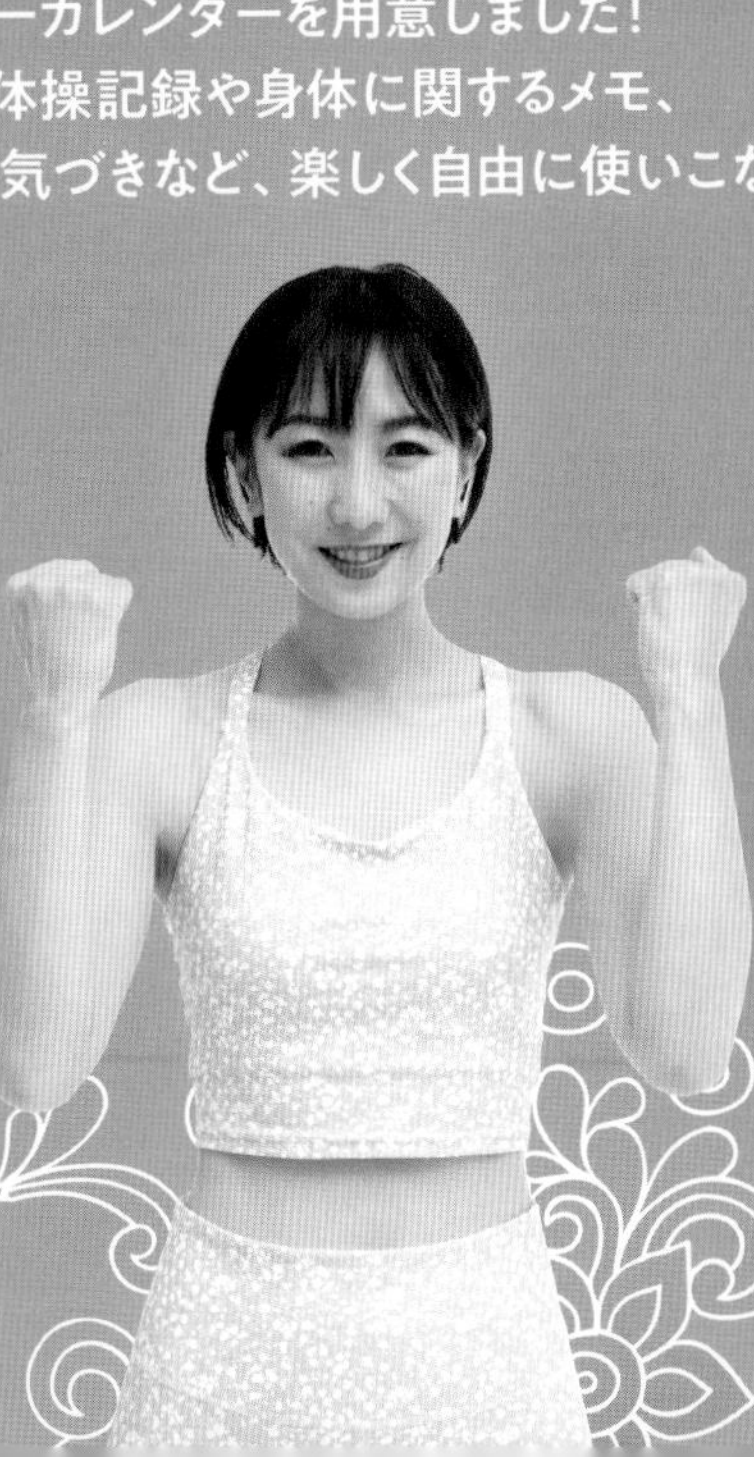

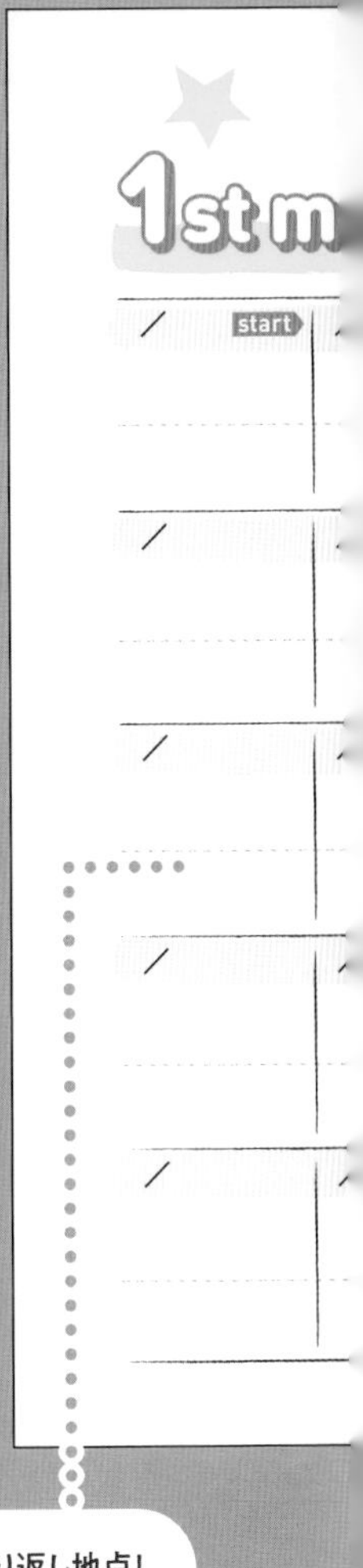

月の折り返し地点!
がんばった自分を
ほめてあげましょう!

／ ／ ／

／ ／ ／

／ ／ ／

／ ／ ／

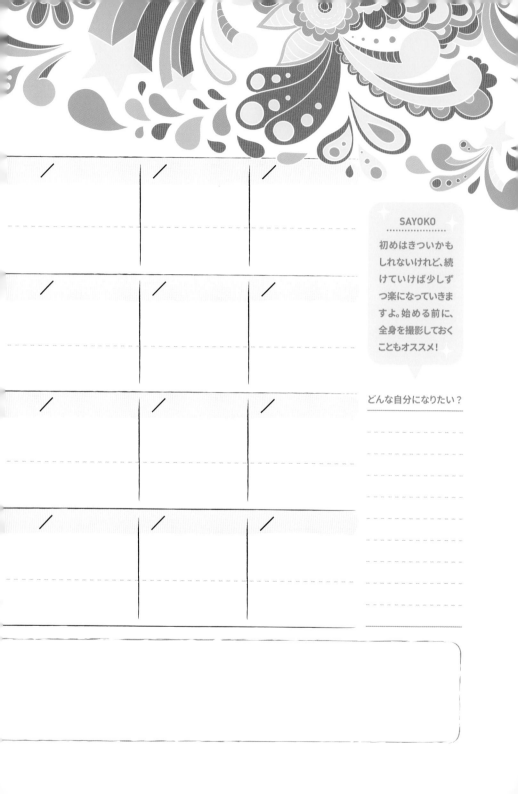

SAYOKO

初めはきついかもしれないけれど、続けていけば少しずつ楽になっていきますよ。始める前に、全身を撮影しておくこともオススメ！

どんな自分になりたい？

1st month

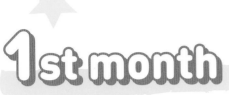

start

今月をふりかえって

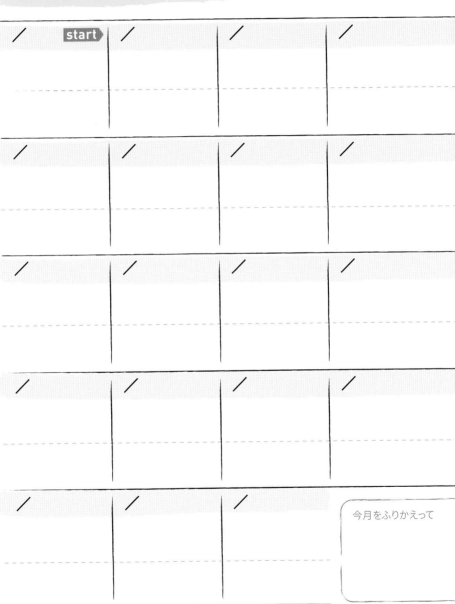

SAYOKO

続いていることがスバラシイです！　自分自身を最大限まで褒めてあげてください！　2ケタになると辛いかもしれませんが、YouTubeを見ながら一緒にがんばりましょう！

好きな食べ物、
好きな色はなんですか？

2nd month

start

/	/	/	/
/	/	/	/
/	/	/	/
/	/	/	/
/	/	/	今月をふりかえって

SAYOKO

21回達成された方、おめでとうございます！　スバラシイです！　まだ達成されていない方も、自分のペースで続けて21回を目指してくださいね！

これからチャレンジしてみたいことは？

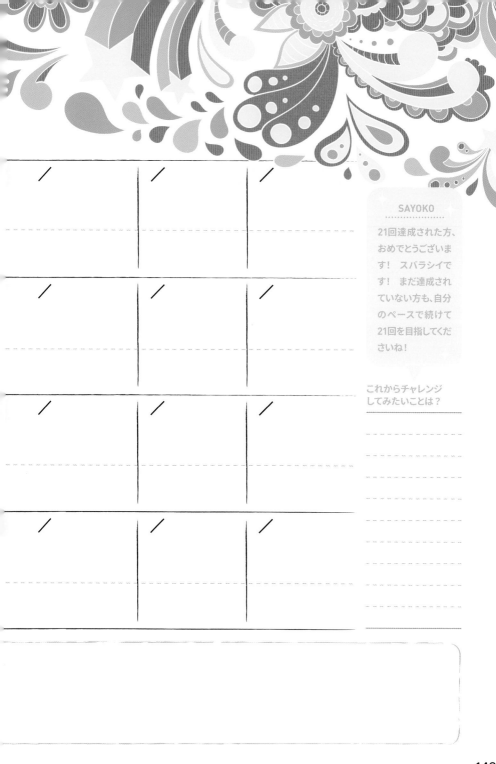

3rd month

/ start	/	/	/
/	/	/	/
/	/	/	/
/	/	/	/
/	/	/	今月をふりかえって

Special Thanks!
みやざきだい壽整骨院
西村壽記
air era story LLC
Ryoko Kura
Megumi Kura
Chiyuki Nomura
Rumi Sawaki
Visualizer TETSU-LAW
Videographer MITSU
Ryusuke Kazebayashi
Sayoko Kamiya
Chieno Aoki
Junko Abe
Atsuko Hibi
Hatsuyo Kusaka
Shoko Terada
Salon yua
Rice Face
My Family
Junko Kanamori
SAKURA CAFE

air eras tibetyoga
人生がときめく！
若返りのチベット体操

初版1刷発行　2023年1月21日

著　者　SAYOKO
発行者　小田 実紀
発行所　株式会社Clover出版
〒101-0051
東京都千代田区
神田神保町3丁目27番地8
三輪ビル5階
電話　03（6910）0605
FAX　03（6910）0606
https://cloverpub.jp
印刷所　日経印刷株式会社

ISBN978-4-86734-118-6　C0077

本書の内容に関するお問い合わせは、
info@cloverpub.jp宛に
メールでお願い申し上げます